Künstliches Kniegelenk – Fragen an die Spezialisten

Peter Aldinger, Michael Clarius, Joachim Herre, Jürgen Martin

Künstliches Kniegelenk

Fragen an die Spezialisten

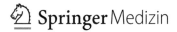

Prof. Dr. med. habil. Peter Aldinger
Ärztlicher Direktor Orthopädische Klinik
Paulinenhilfe
Diakonie-Klinikum Stuttgart
Rosenbergstraße 38
70176 Stuttgart

Dr. med. Joachim Herre
Leitender Oberarzt
Orthopädische Klinik Paulinenhilfe
Diakonie-Klinikum Stuttgart
Rosenbergstraße 38
70176 Stuttgart

Prof. Dr. med. habil. Michael Clarius
Ärztlicher Direktor und Chefarzt Orthopädie,
Orthopädische Chirurgie, Unfallchirurgie
Vulpius Klinik GmbH
Vulpiusstraße 29
74906 Bad Rappenau

Dr. med. Jürgen Martin
Leitender Oberarzt
Vulpius Klinik GmbH
Vulpiusstraße 29
74906 Bad Rappenau

Neben der durch Biomet erfolgten Genehmigung zur Nutzung des Bildmaterials wird dieses Buch nicht finanziell von Biomet unterstützt. Biomet ist in Zusammenhang mit der Verwendung von Biomet-Bildmaterial Inhaber sämtlicher Urheber- und sonstiger Rechte mit Bezug auf den Schutz des geistigen Eigentums.

Bibliografische Information der Deutschen Bibliothek
Die Deutsche Bibliothek verzeichnet diese Publikation in der Deutschen Nationalbibliografie; detaillierte bibliografische Daten sind im Internet über http://dnb.ddb.de abrufbar.

Die Wiedergabe von Gebrauchsnamen, Handelsnamen, Warenbezeichnungen usw. in diesem Werk berechtigt auch ohne besondere Kennzeichnung nicht zu der Annahme, dass solche Namen im Sinne der Warenzeichen- und Markenschutz-Gesetzgebung als frei zu betrachten wären und daher von jedermann benutzt werden dürften.
Produkthaftung: Für Angaben über Dosierungsanweisungen und Applikationsformen kann vom Verlag keine Gewähr übernommen werden. Derartige Angaben müssen vom jeweiligen Anwender im Einzelfall anhand anderer Literaturstellen auf ihre Richtigkeit überprüft werden.

Alle Rechte vorbehalten
Springer Medizin © Urban & Vogel GmbH, München 2015
Urban & Vogel ist ein Unternehmen der Fachverlagsgruppe Springer Science+Business Media

Titelbild: © Jana Blašková/thinkstock
Gestaltung und Layout: Ute Schneider, www.u-s-design.com, München
Druck: fgb. freiburger graphische betriebe, www.fgb.de
Printed in Germany

ISBN 978-3-89935-283-2

Inhalt

Vorwort

Millionen Menschen leiden unter Kniegelenkschmerzen. Ca. 160.000 Betroffene werden jedes Jahr in Deutschland wegen eines verschlissenen oder zerstörten Kniegelenks operiert und erhalten dabei einen Kniegelenkersatz. Verständlicherweise haben die Betroffenen und auch deren Angehörige, die erstmals mit diesem Krankheitsbild konfrontiert werden, viele Fragen, Sorgen und auch Ängste.

Als Spezialisten für den Kunstgelenkersatz des Kniegelenkes sind uns diese sehr gut bekannt. Aus zahlreichen Gesprächen in unserer täglichen Praxis ist schließlich die Idee für dieses Buch entstanden, das viele dieser Gesprächsinhalte zusammenfasst. Es kann natürlich niemals eine individuelle Beratung durch den Operateur ersetzen, aber sehr wohl eine gute Informationsquelle und ganz sicher eine wertvolle Hilfe sein.

Von der Idee bis zu dem fertigen Buch ist von dem gesamten Team sehr viel Arbeit geleistet worden. Deshalb gebührt allen Beteiligten ein herzlicher Dank, insbesondere dem Verlag, der die Idee sehr dankbar aufgriff und das Projekt durchführte. Frau Herzberg und Frau Dr. Hausmann sei an dieser Stelle für ihr außergewöhnliches Engagement und ihre nimmermüde Mitarbeit ganz besonders gedankt.

Möge dieses Buch einen wertvollen Beitrag dazu leisten, Betroffenen und Interessierten einen Überblick über die Erkrankung, die Diagnostik, die Therapie und vor allem über den Verlauf nach einer Kniegelenkersatzoperation zu vermitteln.

Stuttgart, Bad Rappenau, im Sommer 2014

Prof. Dr. med. habil. Peter Aldinger
Prof. Dr. med. habil. Michael Clarius
Dr. med. Joachim Herre
Dr. med. Jürgen Martin

1 Wie sieht ein Kniegelenk aus und wie funktioniert es?

Das Kniegelenk ist das größte menschliche Gelenk, es verbindet den Oberschenkelknochen (Femur) mit dem Schienbein (Tibia). Beide Knochen sind im Kniegelenk mit weißlich glänzendem Knorpel überzogen. Umgeben wird das Gelenk von einer bindegewebigen Kapsel. Diese Kapsel ist mit einer Gelenkinnenhaut ausgekleidet, die die sogenannte Gelenkschmiere bildet. Knorpel und Gelenkschmiere ermöglichen ein reibungsarmes Gleiten in der Bewegung.

Stark vereinfacht wird das Kniegelenk als ein Scharniergelenk beschrieben, das die Beugung und Streckung ermöglicht. In Wirklichkeit ist der Beugevorgang eine sehr komplexe Bewegung, bei der

Abbildung 1: Linkes Kniegelenk ohne Weichteile von vorne betrachtet.

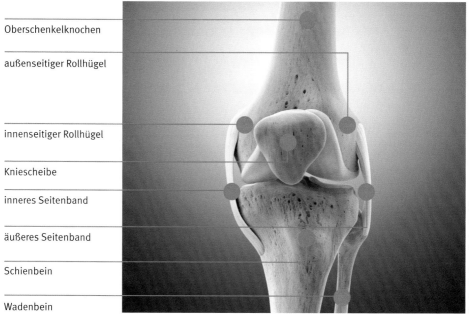

Oberschenkelknochen

außenseitiger Rollhügel

innenseitiger Rollhügel

Kniescheibe

inneres Seitenband

äußeres Seitenband

Schienbein

Wadenbein

Quelle: Springer Verlag GmbH

mit zunehmender Beugung der Unterschenkel eine leichte Verdrehung erfährt, damit eine möglichst große Bewegungsfreiheit entsteht.

Dieser Vorgang wird durch die kompliziert angeordneten Bänder geführt. Im Inneren stabilisieren die beiden Kreuzbänder das Gelenk, während die Seitenbänder mit der Kapsel verbunden sind. Das Innenband führt vom innenseitigen Rollhügel des Oberschenkelknochens (Condylus) flächenhaft zum Schienbein, das Außenband zieht vom außenseitigen Rollhügel zum Wadenbein (Fibula), welches dadurch indirekt auch zum Kniegelenk gehört (**Abbildung 1**).

Zwischen dem Ober- und Unterschenkelknochen liegen die beiden aus Faserknorpel bestehenden Zwischenscheiben, die sogenannten Menisken, teilweise direkt und teilweise über Bänder mit der Kapsel verbunden. Diese Menisken führen zum einen die Kniegelenksbewegung und wirken zum anderen wie Stoßdämpfer (**Abbildung 2,** Menisken rot gefärbt).

Abbildung 2: Linkes Kniegelenk von hinten betrachtet.

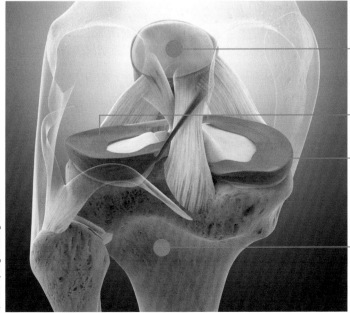

Kniescheibenrückfläche

äußerer Meniskus

innerer Meniskus

Unterschenkelknochen (Schienbein)

Quelle: Springer Verlag GmbH

Gut tastbar liegt in die Sehne des großen Oberschenkelstreck-muskels eingebunden die Kniescheibe (Patella) vorne dem Kniegelenk auf. Sie wirkt wie eine Art Umlenkrolle bei der Kraftübertragung in der Kniestreckung durch die kräftige Oberschenkelstreckmuskulatur. Die Rückfläche der Kniescheibe gleitet zwischen den beiden Roll-hügeln des Oberschenkelknochens im sogenannten Kniescheiben-gleitlager (**Abbildung 3**).

Alle genannten Strukturen sind zum ungestörten Bewegungsab-lauf des Kniegelenkes notwendig. Ist eine der genannten Strukturen geschädigt, kann es zu Schmerzen und zu einer Funktionseinschrän-kung kommen.

Abbildung 3: Linkes Kniegelenk von der Seite (innen) betrachtet.

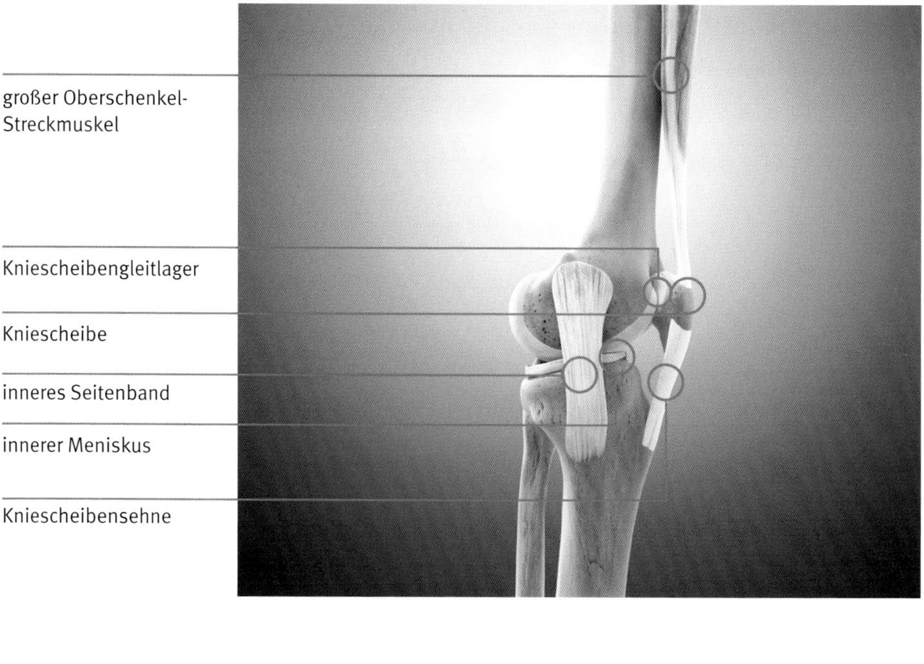

großer Oberschenkel-Streckmuskel

Kniescheibengleitlager

Kniescheibe

inneres Seitenband

innerer Meniskus

Kniescheibensehne

Quelle: Springer Verlag GmbH

2   Welche Erkrankungen führen zu Schmerzen und Arthrose im Knie?

Knieschmerzen sind sehr häufig. Sie müssen allerdings nicht zwangsläufig im Kniegelenk ihren Ursprung haben. Der erfahrene Orthopäde untersucht daher bei Patienten mit Kniegelenkschmerzen ohne vorausgegangenes Trauma als Erstes die Hüftgelenke, um Hüftgelenkserkrankungen als Ursache auszuschließen.

Hüftgelenkserkrankungen

Oft wird der Schmerz bei Hüftgelenkserkrankungen in das Kniegelenk hineinprojiziert. Beispiele hierfür sind Erkrankungen des Hüftkopfes, wie die Hüftkopfnekrose oder im Kindesalter der M. Perthes und die Epiphyseolysis capitis femoris. Patienten mit einer einsteifenden Arthrose des Hüftgelenkes klagen sehr häufig über Kniegelenkschmerzen.

Unfälle

Bei jungen Erwachsenen wird eine Schädigung des Kniegelenks vorwiegend durch Unfälle verursacht, insbesondere Sportunfälle mit Verdrehbewegungen des Kniegelenks. Hierbei kann es zu Verletzungen des Knorpels, der Bänder oder aber der Menisken und auch des Halteapparats (Bänder und Sehnen) der Kniescheibe kommen. Nicht selten treten auch Kombinationsverletzungen auf, die in aller Regel mit einer Operation behandelt werden müssen.

Meniskusschaden

Etwa ab dem 30. Lebensjahr kommt es durch die nachlassende Elastizität der faserknorpeligen Menisken häufiger zu Einrissen, in der Regel nach leichten Beuge- und Drehbelastungen, beispielsweise nach dem Aufstehen aus der tiefen Hocke. Werden solche eingerissenen Meniskusanteile eingeklemmt, kommt es zu Schmerzen. Geraten sie zwischen die beiden knorpeligen Gelenkpartner, können sie diese wie „Sand im

Getriebe" direkt schädigen. Da der geschädigte Meniskus seine schützende Funktion in diesem Bereich verloren hat, sollte er bei entsprechenden Beschwerden teilentfernt werden. Durch die fehlende Schutzfunktion des Meniskus kann im Langzeitverlauf eine Arthrose entstehen.

Morbus Ahlbäck

Beim Morbus Ahlbäck kommt es zu einer mit sehr starken Schmerzen einhergehenden Schädigung des Knochens und des Knorpels in einem bestimmten Bereich des Kniegelenks, häufig an der inneren Oberschenkelrolle. Die Erkrankung tritt zumeist spontan, d.h. ohne äußeren Anlass, auf; dabei bildet sich eine Flüssigkeitsansammlung im Kniegelenk. Nicht selten kann es auch nach einer Kniegelenkspiegelung zu diesem Krankheitsbild kommen. Als Risikofaktoren gelten eine Kortisonbehandlung und häufiger Alkoholgenuss, in vielen Fällen tritt die Erkrankung aber auch ohne einen Risikofaktor auf. Der Verlauf und die Prognose sind abhängig vom Schweregrad der Erkrankung. Leichte Fälle können durch eine konservative Therapie, d.h. ohne Operation, folgenlos ausheilen. Schwere Verläufe, bei denen die inneren Gelenkanteile zerstört sind, müssen mit einem künstlichen Kniegelenk behandelt werden.

Rheumatische Erkrankungen

Rheumatische Erkrankungen können Schmerzen und insbesondere Schwellungen eines oder auch beider Kniegelenke hervorrufen. Richtungsweisend ist ein nächtlicher Schmerz und Anlaufschmerz, der mit der Bewegung eher besser wird. Die vordringliche Behandlung liegt hier in der frühzeitigen Diagnostik und Therapie der primären Erkrankung, damit durch eine medikamentöse Therapie schwere Gelenkzerstörungen verhindert oder hinausgeschoben werden können.

Gicht

Ein Gichtanfall kann akut einsetzende und stärkste Schmerzen im Knie verursachen. Klassisch für eine Gicht sind der schubweise Verlauf mit akut einsetzender starker Schwellung und Rötung des Gelenks und das Auftreten nach Fleischgenuss. Wird die Gicht nicht entsprechend diagnostiziert und langfristig behandelt, kann es zu schweren Gelenkzerstörungen kommen.

Bein-Fehlstellungen

Schmerzen im Knie können auch von einer O-Bein- oder X-Bein-Fehlstellung herrühren. Die Belastungsachse des Beins verläuft normalerweise vom Hüftkopfmittelpunkt durch die Mitte des Kniegelenks zur Sprunggelenksmitte. So wird das Kniegelenk auf der Innen- und Außenseite gleich belastet.

Beim O-Bein weicht die Beinachse nach innen ab, d.h., die Innenseite wird stärker belastet. Beim X-Bein wird die Außenseite stärker belastet.

Die ungleiche Lastverteilung führt im Lauf der Zeit zu einer vermehrten Abnutzung der stärker belasteten Seite (**Abbildung 4**).

Einseitige Fehlstellungen sind in der Regel Folge vorangegangener kniegelenksnaher Brüche, die in einer Fehlstellung ausheilten, und

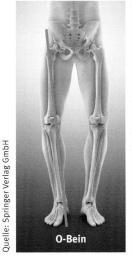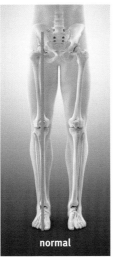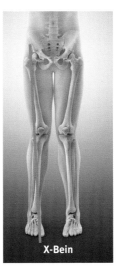

O-Bein **normal** **X-Bein**

Abbildung 4: Bein-Belastungsachsen.

Quelle: Springer Verlag GmbH

können bei Beschwerden operativ korrigiert werden. Beidseitige Fehlstellungen sind anlagebedingt oder vererbt und brauchen in der Regel keine besondere Therapie.

Ist die Fehlstellung durch einen zunehmenden Verschleiß des innen- oder außenseitigen Kniegelenks bedingt (s. u.), wird mit zunehmender Erkrankung die Lastverteilung immer ungünstiger, da die Lastübernahme zunehmend über die erkrankte Seite erfolgt und die Erkrankung damit fortschreitet.

Im Frühstadium der Erkrankung kann eine achskorrigierende Operation die Lastverteilung ändern und die Schmerzen dadurch lindern. Beim Vorliegen einer Arthrose reicht dies häufig nicht mehr und es besteht nur noch die Möglichkeit eines teilweisen oder totalen Kniegelenkersatzes.

Gelenkverschleiß

Mit zunehmendem Alter ist der Gelenkverschleiß (Arthrose) die bei weitem häufigste Ursache für einen Arztbesuch. Das Risiko, eine Arthrose des Kniegelenks zu erleiden, steigt mit zunehmendem Lebensalter an und erhöht sich bei bestimmten Risikofaktoren wie etwa Übergewicht oder vorangegangenen Knieverletzungen (Schienbeinkopfbruch, Kreuzbandverletzung, Meniskusverletzung).

Symptome einer beginnenden Kniegelenksarthrose sind belastungsabhängige Schmerzen, die mit einer Schwellneigung einhergehen können. Die Schwellneigung ist auf eine vermehrte Flüssigkeitsbildung im Gelenk zurückzuführen. Die Flüssigkeit sammelt sich in der Kniekehle, da sie dort den geringsten Widerstand innerhalb der Kniegelenkkapsel hat, und führt dort zu Beschwerden. Eine solche Baker-Zyste kann häufig als prallelastische Schwellung in der Kniekehle gut getastet werden und ist mit Ultraschall sehr gut zu sehen.

Ist die Arthrose besonders an der Innenseite des Kniegelenks lokalisiert, so entwickelt sich im Laufe der Erkrankung ein zunehmendes O-Bein. Ist sie an der Außenseite des Kniegelenks gelegen, kommt zu einer zunehmenden X-Bein-Verformung.

In der Regel klagen die Patienten über einen Anlaufschmerz, der sich zu Beginn der Verschleißerkrankung mit der Bewegung zunächst

Tabelle 1: Schmerzstadien der Arthrose

Stadium 1	Schmerz nach stärkerer Belastung
Stadium 2	Anlauf- und Belastungsschmerz mit schmerz-freien Intervallen
Stadium 3	Anlauf- und Belastungsschmerz
Stadium 4	Dauerschmerz

Tabelle 2: Stadien der Kniegelenkarthrose

Grad 1	intakter Knorpel mit glatter Oberfläche, aber mit dem Verlust der Elastizität des Knorpels
Grad 2	Knorpeloberfläche aufgeraut mit Einrissen und feinen Rillen
Grad 3	deutlicher Knorpelabrieb mit schuppen-förmigen Abhebungen und Furchen (Fis-suren)
Grad 4	vollständiger Knorpelverlust, freiliegender Knochen auf beiden Gelenkseiten, Knochen-anbauten (Osteophyten)

wieder verliert, in Ruhe dann aber wieder stärker wird. Mit zunehmender Schwere der Erkrankung treten quälende Ruheschmerzen
auf, die Beweglichkeit ist mehr und mehr eingeschränkt. Dies wird
durch überschießende Randkantenanbauten der Gelenkpartner aus
Knochen (Osteophyten) hervorgerufen. Alltagsbewegungen, wie etwa
das Anziehen der Strümpfe und das Schneiden der Zehennägel, sind
erschwert oder gar nicht mehr möglich. Die schmerzarme Gehstrecke
ist deutlich reduziert und die fehlende Mobilität schränkt den Patienten zunehmend ein. Das Treppensteigen bereitet deutliche Beschwerden und häufig klagen die Patienten auch über ein zeitwei-

ses, schmerzhaftes Wegknicken des Beines. Ist die Arthrose weiter fortgeschritten, steht ein Ruheschmerz und der Dauerschmerz im Vordergrund, der die Patienten auch nachts stark beeinträchtigt (**Tabelle 1**).

Von medizinischer Seite wird die Arthrose des Kniegelenks in mehrere Stadien eingeteilt (**Tabelle 2**). Die Einteilung richtet sich nach dem Erscheinungsbild des Knorpels und des Knochens bei der Gelenkspiegelung (Arthroskopie).

Fallbericht

Herr N., 65 Jahre alt, hat ausgeprägte O-Beine, rechts mehr als links, aufgrund einer schweren Arthrose des Kniegelenks (**Abbildung 5a**). In der seitlichen Ansicht zeigt sich, dass er nicht mehr in der Lage ist, die Knie zu strecken, der Mediziner nennt dies Kniebeugekontraktur (**Abbildung 5b**). Die Röntgenbilder zeigen eine ausgeprägte Arthrose des Kniegelenks mit riesigen Randkantenausziehungen, sogenannten Osteophyten, und einer schweren Zerstörung des Gelenks sowie einer O-Bein-Fehlstellung der Achse (**Abbildung 6a, b, c**). Der innere Gelenkspalt ist durch die Arthrose zerstört (**Abbildung 6a**).

Abbildung 5:
Ausgeprägte
O-Beine.

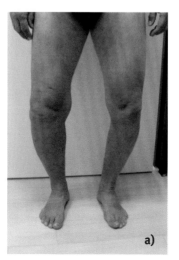
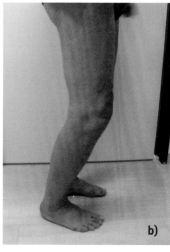

a)   b)

Quelle: M. Clarius

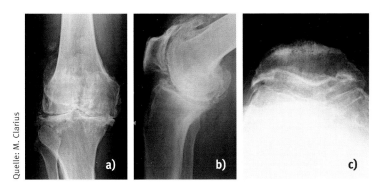

Quelle: M. Clarius

Abbildung 6:
Rechtes Kniegelenk vor der Operation:
(a) von vorne, (b) seitlich, (c) Kniescheibe oben.

Nach der Operation zeigt sich im Röntgenbild die schöne Korrektur der Achse nach Implantation einer Knieprothese (**Abbildung 7a, b, c**).

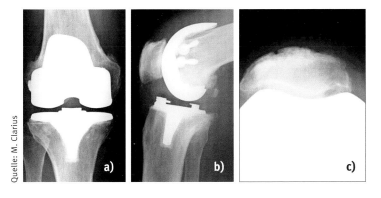

Quelle: M. Clarius

Abbildung 7: Rechtes Kniegelenk nach der Operation:
(a) von vorne, (b) seitlich, (c) Kniescheibe oben.

3 Was kann ich als Betroffener tun?

Wie ist der Weg zu Diagnose und Therapie?

Die erste Anlaufstelle bei Kniegelenkbeschwerden ist der Hausarzt. Er erhebt zunächst die Krankengeschichte, untersucht Sie und schließt andere Ursachen für die geklagten Beschwerden aus. Bei einem auffälligen Befund überweist er Sie in der Regel zum niedergelassenen Orthopäden.

Der Orthopäde erhebt neben der Krankengeschichte auch einen klinischen Befund und führt eine spezielle körperliche Untersuchung durch, die auch die angrenzenden Gelenke mit einschließt. Die Diagnostik wird in der Regel durch Röntgenaufnahmen ergänzt. Gegebenenfalls sind für spezielle Fragestellungen auch weitere Untersuchungen, wie etwa eine Kernspintomographie oder eine Ultraschalluntersuchung notwendig. Ist die abschließende Diagnose gestellt, wird ein individueller Behandlungsplan ausgearbeitet, der in der Regel bei beginnenden Beschwerden durch den Verschleiß zunächst eine konservative, d.h. nichtoperative Therapie beinhaltet.

Ist die konservative Therapie ausgeschöpft und nicht mehr erfolgreich oder gibt es Schwierigkeiten in der Diagnostik, so werden Sie in der Regel in eine spezialisierte Klinik eingewiesen. Dort wird die Diagnostik entsprechend vervollständigt und, falls notwendig, die operative Therapie geplant. Hierfür ist eine eingehende Beratung über die Erkrankung, die geplante Operation, die übrigen Therapiealternativen sowie auch die Komplikationen erforderlich.

Wie komme ich an weitere Informationen?

Neben der Beratung durch den behandelnden Arzt ist das Internet eine gute Informationsquelle (s. WebTipp). Hier findet sich eine Fülle von Informationen über spezielle Erkrankungen und die erforderliche Therapie. Die Vielfalt der Informationen ist für den Laien allerdings nur sehr schwer zu gewichten und teilweise verwirrend.

Printmedien bieten ebenfalls eine gute Informationsmöglichkeit. Auch hier muss man allerdings aufpassen: Oft sind hinter den Fach-

WebTipp

Viele Kliniken und Behandlungszentren sowie Fachgesellschaften bieten einen guten Überblick über Kniegelenksarthrose und deren Therapie mit den entsprechenden Operationstechniken und den erforderlichen Implantaten. Informationen der Arbeitsgemeinschaft Endoprothetik finden Sie unter **www.ae-germany.com**
Auch die Implantathersteller bieten eine Informationsplattform für interessierte Patienten.

informationen Werbebotschaften versteckt. Bitten Sie Ihren Arzt um Hilfe bei der Entscheidungsfindung.

Hilfreich ist auch das Gespräch mit anderen Betroffenen. Vielleicht hat jemand in Ihrem Freundes- und Bekanntenkreis schon Erfahrung mit einer Knieprothesen-Operation gemacht? Fragen Sie, ob er oder sie Ihnen eine Klinik oder einen Arzt empfehlen kann.

Wie finde ich die richtige Klinik und den geeigneten Operateur?

Gerade im Bereich der Endoprothetik hat sich durch wissenschaftliche Studien gezeigt, dass spezialisierte Zentren deutlich bessere Ergebnisse aufweisen als Kliniken mit geringerer Behandlungsfrequenz. Patientenforen und Klinikbewertungsportale stellen zwar eine unabhängige, aber sehr subjektive Informationsquelle ohne repräsentativen Wert dar. In letzter Zeit bieten daher die Krankenversicherungen (z.B. **www.tk.de/tk/klinikfuehrer** oder **www.aok.de**) in zunehmendem Maß ihre Hilfe an und sprechen Empfehlungen aus.

Unter **www.weisse-liste.de** können Kliniken hinsichtlich der Behandlung bestimmter Erkrankungen wie etwa der Kniegelenkarthrose bezüglich Patientenzufriedenheit, Behandlungsqualität, Behandlungszahl, Organisation und Ausstattung direkt miteinander verglichen werden. Nach Expertenmeinung sind die im Internet veröffentlichten Qualitätsberichte der jeweiligen Klinik am aussagekräftigsten.

4 Wie wird die Kniegelenksarthrose ohne Operation behandelt (konservative Therapie)?

Zur Behandlung der Kniegelenksarthrose stehen verschiedene Möglichkeiten zur Verfügung. In der Regel erfolgt bei der beginnenden Kniegelenksarthrose zunächst eine sogenannte konservative Therapie. Dabei ist es wichtig zu wissen, dass es bisher keine Therapie gibt, um eine Kniearthrose wirklich zu heilen. Alle Maßnahmen beschränken sich daher darauf, die Beschwerden zu lindern, die Steifigkeit im Gelenk zu verringern und das weitere Voranschreiten der Krankheit zu verlangsamen.

Aufklärung und Anpassung der Lebensweise

Zu Beginn der konservativen Therapie sollte immer eine genaue Aufklärung des Patienten durch den behandelnden Arzt über die Erkrankung, deren natürlichen Verlauf und dessen Beeinflussbarkeit durch die konservative und im weiteren Verlauf auch die operative Therapie erfolgen. Dazu gehören neben der Aufklärung die Anpassung der Lebensweise und gegebenenfalls eine Gewichtsreduktion. Schädigendes, kniegelenkbelastendes Verhalten sollte erkannt und – wenn möglich – beseitigt und abgestellt werden. So kann dies zum Beispiel im Rahmen der sportlichen Betätigung einen Wechsel vom alpinen

Ziele der konservativen Therapie

- Schmerzlinderung
- Verbesserung der Lebensqualität
- Verbesserung der Beweglichkeit
- Verbesserung der Gehleistung
- Verzögerung des Fortschreitens der Arthrose

Skilauf zum Langlauf bedeuten. Optimales Schuhwerk mit guter Dämpfung gehört ebenso dazu wie das richtige Trainingsgerät und die korrekte Ausführung der Sportart. Große klinische Studien konnten zeigen, dass Bewegungsübungen in Eigenregie und insbesondere das „Selbstmanagement" der Arthrose einen spürbaren positiven Effekt auf den Verlauf einer Kniegelenksarthrose haben.

Medikamente

Ein essenzieller Bestandteil der konservativen Therapie der Kniegelenksarthrose stellt die Behandlung mit Medikamenten dar. Diese hat vor allem zwei Ziele: zum einen die Behandlung von Schmerzen und zum anderen das Abschwächen der Entzündungsreaktion im betroffenen Gelenk. Dafür stehen verschiedene Wirkstoffgruppen zur Verfügung.

Medikamente zum Einnehmen

Besonders oft werden Entzündungshemmer eingesetzt, die sogenannten nichtsteroidalen Antirheumatika (NSAR). Dazu zählen gängige Präparate wie Ibuprofen, Diclofenac oder Ketoprofen. Sie wirken sowohl entzündungshemmend als auch schmerzlindernd und sind meist als Tabletten einzunehmen. NSAR sollten nur kurzzeitig und in möglichst geringer Dosierung angewendet werden: Sie sollen akute Beschwerden lindern. Außer den NSAR können auch andere Schmerzmittel eingesetzt werden, die dann allerdings keinen positiven Effekt auf die Entzündungsvorgänge zeigen, zum Beispiel Paracetamol oder Metamizol.

Daneben werden auch Glucosaminsulfat und Chondroitinsulfat eingesetzt. Diese Wirkstoffe gehören nicht zu den klassischen Schmerzmedikamenten. Sie sind natürliche Bestandteile sowohl der Gelenkflüssigkeit als auch des Gelenkknorpels und können, über einen langen Zeitraum eingenommen, den Verlauf einer Arthrose positiv beeinflussen.

Der Vollständigkeit halber seien Behandlungsansätze wie Einreibungen, Behandlung mit Naturheilprodukten, homöopathischen Präparaten, Nahrungsergänzungspräparaten (wie z.B. Weidenrindenextrakte, Teufelskrallenwurzel, Vitamine E, C und D, Spurenelemente wie Zink und Mangan sowie Fischöle und Muschelpulver) und speziellen Diäten in Form von gelatine- und aminozuckerhaltigen Präparaten genannt. Deren Wirkung erscheint allerdings fraglich, da sie nur durch kleine, nicht wissenschaftlich fundierte Studien belegt ist. Es kann daher für diese Produkte keine generelle Empfehlung ausgesprochen werden.

Spritzenbehandlung in das Gelenk

Bei einer Spritzenbehandlung in das Gelenk werden heutzutage im Wesentlichen drei verschiedene Substanzgruppen eingesetzt.

Zum einen wird Kortison, mit lokalem Schmerzmittel verdünnt, in das Gelenk eingespritzt. Hier wirkt das Kortison vor allen Dingen gegen den Entzündungsreiz, der bei einer Arthrose vorliegt.

Eine zweite Substanzgruppe sind die Hyaluronsäuren, die Bestandteil sowohl der Gelenkflüssigkeit als auch des Gelenkknorpels sind. Als Ersatz der „Gelenkschmiere" wird den Hyaluronsäuren für eine gewisse Zeit schmerzlindernde Wirkung zuerkannt.

Ein weiteres Produkt, welches in das Kniegelenk eingespritzt wird, ist ein aus Eigenblut des Patienten hergestellter Entzündungshemmer (z.B. Orthokin®, ACP). In der Theorie kann es dadurch zu einem Rückgang der Entzündungsreaktion im Kniegelenk und somit zu einer Verbesserung der Gelenkfunktion kommen. Die klinischen Studien hierzu sind jedoch nicht aussagekräftig.

Jede Gelenkinfiltration (Spritze in das Gelenk) sollte sehr kritisch überdacht werden. Eine schwerwiegende Komplikation der Gelenkinjektion stellt die eitrige Infektion des Kniegelenks dar. Einer isländischen Studie zufolge kommt es statistisch gesehen bei jeder 3000sten Kortisonspritze zu einer Kniegelenksinfektion.

Physiotherapie, physikalische Therapie und Akupunktur

Für die nichtmedikamentöse Therapie stehen die Physiotherapie und orthopädische Hilfsmittel wie Einlagen oder weiche Fersenpuffer sowie Gehstöcke zur Verfügung, um eine Entlastung des Gelenkes zu erreichen. Bei Achsfehlstellungen des Beines kann über eine Schuhaußenranderhöhung bei O-Bein-Arthrose sowie eine Schuhinnenranderhöhung bei X-Bein-Arthrose eine Entlastung des betroffenen Gelenkanteils erzielt werden.

In der Physiotherapie kann mit gezielten Übungen das betroffene Gelenk mobilisiert werden. Eine Dehnung der verkürzten Muskulatur und eine Kräftigung der stabilisierenden Muskeln können zu einer Funktionsverbesserung des betroffenen Kniegelenkes führen. Manualtherapeutische Behandlungen fördern ein freies Gelenkspiel und lösen Blockierungen. Spezielle Übungen der Knieschule steigern die Koordination und Mobilität im Alltag.

Unterstützend kommen physikalische Therapieverfahren wie Wasser- und Balneotherapie, Kältetherapie, Thermotherapie, Elektrotherapie und Ultraschalltherapie zur Anwendung.

>> Die Kryotherapie (Kältetherapie) wird häufig bei einer aktivierten Arthrose (Entzündung und Gelenkerguss) in Verbindung mit Physiotherapie eingesetzt. Sie wirkt durch die Verringerung des Muskeltonus und die Erhöhung der Schmerzschwelle schmerzlindernd.

>> Die Thermotherapie (Wärmetherapie) dient der Durchblutungssteigerung und der Muskelentspannung. Darüber hinaus hemmt sie die Schmerzfasern.

>> Mit der Elektrotherapie wird durch hochfrequente Ströme in tieferen Schichten eine Erzeugung von Wärme bewirkt.

>> Ultraschall wirkt im Sinne einer Gewebeauflockerung an den Grenzzonen zwischen zwei Gewebsschichten. Hiermit können vor allen Dingen die Muskel- oder Sehnenansatzreizungen behandelt werden, welche eine Arthrose begleiten können.

Die Akupunktur zielt in erster Linie auf eine Minderung des subjektiven Schmerzempfindens. Über diesen Mechanismus konnten auch Verbesserungen der Knie- und Hüftgelenksfunktion bei Arthrosepatienten gezeigt werden.

Kurz zusammengefasst

Zur konservativen Behandlung der Kniegelenksarthrose stehen sehr viele Maßnahmen und Medikamente zur Verfügung. Es gibt keine Therapie, die für alle Patienten passt. Daher muss Ihr Arzt zusammen mit Ihnen einen langfristigen Plan entwickeln, der auf mehrere Maßnahmen zurückgreift, individuell auf Sie abgestimmt ist und auch am jeweiligen aktuellen Krankheitszustand des Gelenkes orientiert ist. Wenn sämtliche konservativen, nichtoperativen Maßnahmen zur Behandlung einer Kniegelenksarthrose ausgeschöpft sind, stehen verschiedene operative Behandlungen zur Verfügung.

5 Welche Knieprothese ist für mich die richtige?

Allgemeines

Der Ersatz des Kniegelenks mit einem Kunstgelenk zählt zu den am häufigsten durchgeführten Operationen am Bewegungsapparat und stellt den Goldstandard in der Behandlung des fortgeschrittenen Kniegelenksverschleißes dar. In Deutschland werden jährlich über 160.000 künstliche Kniegelenke implantiert. Entgegen Meldungen aus der Presse sind die Implantationszahlen in den vergangenen vier Jahren stabil geblieben, sie sind sogar seit einigen Jahren leicht rückläufig. Im Jahr 2013 wurde sogar ein Rückgang der Kniegelenksersatzoperationen im ersten Halbjahr um etwa 10% festgestellt. Dieser Rückgang ist hauptsächlich durch eine Verunsicherung in der Bevölkerung durch Medienberichte über zu viele und „unnötige" Operationen zustande gekommen. Die Krankenkassen stimmen häufig in diesen „Medien-Kanon" mit ein, da jährlich somit ein dreistelliger Millionenbetrag eingespart werden kann. Eine Knieprothesen-Operation kostet die Krankenkasse ca. 5.500 bis 7.000 Euro. Dazu kommen Rehakosten von etwa 3.000 Euro pro Patient. Diese Kosten sind im weltweiten Vergleich relativ gering. In der Schweiz oder in den USA kostet dieselbe Behandlung ein Vielfaches.

Durch die kontinuierliche Weiterentwicklung der Prothesendesigns und -materialien und die Standardisierung der Implantationstechnik liegen mittlerweile sehr gute Langzeitergebnisse mit revisionsfreien Standzeiten von über 90% nach zehn Jahren vor. Das heißt, dass bei 90% der Patienten das künstliche Gelenk nach zehn Jahren noch funktioniert, bedeutet jedoch auch, dass bei 10% der Patienten in diesem Zeitraum eine Austauschoperation nötig war. Seit der erstmaligen experimentellen Implantation einer Kniegelenks-Scharnierprothese aus Elfenbein durch Themistocles Gluck im Jahr 1890 hat die Kniegelenksendoprothetik insbesondere durch die Fortschritte der letzten 15 Jahre einen hohen Entwicklungsstand erreicht. Es steht eine Vielzahl von Prothesenmodellen zur Verfügung, die eine individuelle Patientenversorgung auch bei sehr schwierigen Ausgangssituationen ermöglichen.

Wie ist eine Knieprothese aufgebaut?

>> Eine Knieprothese
besteht aus zwei
Metallteilen. Ein
Teil wird am Ober-
schenkelknochen,
das andere am
Schienbein befestigt.
Dazwischen befindet
sich eine Kunststoff-
scheibe, das so-
genannte Inlay, als
Gleitfläche.

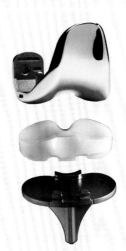

Quelle: Biomet

Heute kommt der Wahl eines geeigneten Implantatsystems in
Verbindung mit einer präzisen Indikationsstellung und einer exakten
Operationstechnik entscheidende Bedeutung für das Erzielen eines
guten Langzeitergebnisses zu. Die gängigen Prothesenmodelle sind
meist aus speziellen, hochfesten Metalllegierungen (Chrom-Cobalt-
Molybdän, CrCoMo) gefertigt. Die Gleitfläche besteht dabei aus dem
Kunststoff Polyethylen (PE).

In den vergangenen Jahren wurden verschiedene Oberflächenver-
edelungsverfahren und Beschichtungen klinisch erprobt (Titanbe-
schichtung, Keramisierung). Allerdings hat sich im Vergleich zur klassischen Metalllegierung (CrCoMo) bisher kein Vorteil dieser teuren
Verfahren zeigen lassen. Manche Beschichtungsverfahren haben sich
sogar als sehr nachteilig erwiesen, da sich jede Beschichtung bei einer
entsprechenden Beanspruchung lösen kann.

Hauptziel des Kniegelenksersatzes ist die Schmerzfreiheit des Kniegelenks, welche bei der überwiegenden Anzahl der operierten Patienten
erreicht werden kann. Eine Beweglichkeit, bei der das Kniegelenk über

100 Grad gebeugt (normal sind 140 Grad) und voll gestreckt werden kann, ist für eine gute Alltagsfunktion erforderlich. Sehr häufig kann durch den Kniegelenksersatz ein Rückgang der Schmerzen (bei mehr als 90% der Patienten) und eine bessere Beweglichkeit erzielt und so die Lebensqualität entscheidend verbessert werden.

Im Vergleich zur Ersatzoperation des Hüftgelenkes, bei der nahezu alle Patienten hohe Zufriedenheitswerte aufweisen, ist die Patientenzufriedenheit nach einer Ersatzoperation des Kniegelenks deutlich geringer: Etwa 75–80% der Patienten mit Knieendoprothese sind nach dem Eingriff mit ihrem Kniegelenk zufrieden, nach einem Teilgelenkersatz sind es deutlich mehr (90–95%).

Welche Prothesentypen gibt es?

Die Wahl des für Sie geeigneten Implantats hängt davon ab, wie stark und an welcher Stelle das Gelenk zerstört ist, ob die Bänder intakt sind und wie die Beinachsverhältnisse sind.

Beim **Teilgelenkersatz** wird nur der Teil des Gelenks durch eine Prothese ersetzt, der zerstört ist:
>> innenseitig (medial)
>> außenseitig (lateral) oder
>> hinter der Kniescheibe (selten).

Ein **kompletter Oberflächenersatz** ist notwendig, wenn die gesamte Knorpeloberfläche des Gelenks zerstört ist.

Je nachdem, inwieweit die Bänder intakt oder geschädigt sind, wird eine Prothese gewählt, die die stabilisierende Wirkung der Bänder nicht, teilweise oder komplett übernimmt. Man unterscheidet demnach:
>> die ungekoppelte Totalendoprothese (Bänder vollständig intakt)
>> die teilgekoppelte Totalendoprothese (Bänder teilweise intakt).
>> die achsgeführte Totalendoprothese (Bänder nicht mehr intakt).

Bei der **achsgeführten Totalendoprothese** handelt es sich nicht um einen reinen Oberflächenersatz, sondern hier wird das komplette Gelenk ausgetauscht.

Teilgelenkersatz

Eine Teilprothese kommt für Sie in Frage, wenn das Gelenk nur auf der Innen- oder Außenseite zerstört ist, die Kniegelenksbänder gut funktionieren und die Beinachsverhältnisse weitgehend normal sind. Man nennt diese Prothese unicondylärer Schlitten, weil sie wie ein Schlitten auf eine der beiden Oberschenkelrollen aufgesetzt wird. Durch die kontinuierliche Verbesserung des Prothesendesigns, des Implantationsinstrumentariums und der Operationstechnik in den vergangenen 35 Jahren halten die akuellen Schlittenprothesen beinahe so lange wie Prothesen, die die gesamte Gelenkoberfläche ersetzen.

Die Operation mit einer Schlittenprothese ist deutlich weniger belastend. Dadurch, dass alle nicht beschädigten Strukturen des Kniegelenks (vor allem die Kreuzbänder) erhalten bleiben, wird eine möglichst natürliche Kniegelenksfunktion mit normalem Bewegungsumfang gewährleistet. Das für den Patienten so wichtige Kniegefühl ist nach dem Teilgelenkersatz oft wie beim „normalen Knie" (bei bis zu 30% der Patienten). Von den Patienten, insbesondere den Damen,

Schlüsselloch-OP

≫ Zunehmend wird in der Kniegelenks-Endoprothetik „minimalinvasiv" operiert. Bei dieser Technik wird der Schnitt als „mobiles Fenster" zum jeweiligen Operationsschritt positioniert und das Implantat mit speziellen Instrumenten eingebracht, wobei die Übersicht im Vergleich zum herkömmlichen Verfahren eingeschränkt ist. Das Gewebe wird weniger verletzt und der Blutverlust ist geringer als bei der konventionellen Operationstechnik. Die Heilung verläuft schneller, Komplikationen treten deutlich seltener auf. Der tatsächliche positive Effekt gegenwärtiger minimalinvasiver Vorgehensweisen ist bisher allerdings nur für den Teilgelenkersatz belegt.

wird weiterhin sehr geschätzt, daß die äußere Form des Knies nach einem Teilgelenkersatz unverändert bleibt und die Narbe deutlich kleiner ausfällt.

Die innenseitige (mediale) Schlittenprothese

Ziel des innenseitigen Teilgelenkersatzes (**Abbildung 8**) ist die Wiederherstellung eines möglichst normalen Bewegungsablaufs mit ausgeglichener Bandspannung. Der Operateur muss bei der Operation das Implantat so anpassen, dass die Bandspannung wieder der natürlichen Spannung im Gelenk entspricht. Dies ist eine wesentliche Voraussetzung für eine gute Funktion des Gelenks nach dem Eingriff.

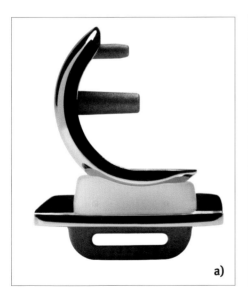

a)

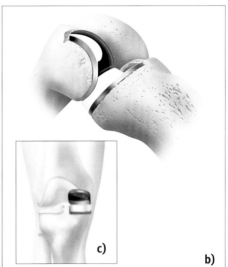

c)

b)

Quelle: Biomet

Abbildung 8: Unicondyläre Schlittenprothese:
a) Implantat,
b) linkes Knie mit Prothese (innenseitig/medial) von vorne betrachtet,
c) rechtes Knie mit Prothese (innenseitig/medial) von vorne
  betrachtet.

> **Tipp**
>
> Der Operateur wird „Stressaufnahmen" (spezielle Röntgenauf-
> nahmen) anfertigen, um genau beurteilen zu können, ob ein
> Teilgelenkersatz bei Ihnen noch in Frage kommt. Ein Kernspin-
> tomogramm oder eine Kniegelenksspiegelung (Arthroskopie)
> ist in der Regel nicht erforderlich.

Zudem müssen das vordere und das hintere Kreuzband intakt sein.
Wenn diese Voraussetzungen erfüllt sind, ist etwa jedes zweite bis
dritte Kniegelenk, das zur endoprothetischen Versorgung ansteht,
für eine mediale Schlittenprothese geeignet.

Ihr Alter ist für die Implantation einer Schlittenprothese mehr
oder weniger unerheblich. Besonders ältere Patienten profitieren
davon, dass die Heilung aufgrund des geringeren Gewebetraumas
und Blutverlustes bei minimalinvasiver Implantation schneller verläuft
als nach einer Totalprothesen-Operation. Auch jüngeren Patienten
(50+ Jahre) kann ein medialer Schlitten empfohlen werden; im Zeitraum von 10 bis 15 Jahren nach der Operation muss nicht öfter
erneut operiert werden als nach einer Totalendoprothese.

Weitere Vorteile der Schlittenprothese sind, dass sich ein mög-
licher späterer Ersatz in der Regel operativ relativ einfach gestaltet
und eine Wechseloperation auf ein Oberflächenimplantat gute Ergebnisse zeigt. Glücklicherweise beeinflusst mäßiges Übergewicht
das Langzeitergebnis nicht negativ.

> **Tipp**
>
> Fragen Sie Ihren Operateur, warum er ihnen keinen Teilgelenker-
> satz empfiehlt, und wie viele Patienten er mit dem Teilgelenker-
> satz versorgt. Stellen Sie sich bei einem Operateur vor, der mehr
> als 10% der Knie mit einem Teilgelenkersatz versorgt. So sind Sie
> relativ sicher, dass diese gute Behandlungsoption entsprechend
> bewertet wird.

5 31

Die außenseitige (laterale) Schlittenprothese

Die Implantation von außenseitigen Schlittenprothesen ist den seltenen lateralen Arthrosen des Kniegelenks mit intakten Kniegelenksbändern vorbehalten und wird nur in wenigen spezialisierten Zentren angeboten. Der Patient bemerkt meist eine X-Bein-Stellung und eine Instabilität beim Treppensteigen: „Das Knie gibt besonders beim Treppabgehen unwillkürlich nach." Im Gegensatz zur innenseitigen Kniegelenksarthrose ist die Knorpeldefektzone bei der isolierten X-Bein-Kniegelenksarthrose weiter hinten lokalisiert. Auf den Röntgenaufnahmen ist daher das Ausmaß des Knorpelschadens nicht ausreichend beurteilbar, weswegen eine spezielle Rosenberg-Aufnahme in 40 Grad Kniebeugung angefertigt werden sollte, die das Problem besser darstellt. Auch die Operationstechnik ist aufgrund der hohen Mobilität (Beweglichkeit) des lateralen Knieanteils sehr anspruchsvoll und erfordert eine hohe Präzision und Erfahrung.

Tipp
Bei stärker werdender X-Bein-Stellung und Instabilitätsgefühl kann eine außenseitige Arthrose der Grund sein. Erst eine Röntgenaufnahme in Kniebeugung zeigt das Arthroseproblem im Knie.

Kniescheibengleitlager-Ersatz

Der Ersatz des Gelenks hinter der Kniescheibe wird in Deutschland nur in wenigen spezialisierten Zentren durchgeführt. Dabei wird die Oberfläche des Oberschenkelknochens durch ein Metallschild und die Kniescheibenrückfläche durch eine Kunststoffkomponente ersetzt.

Eine Kniescheibengleitlager-Prothese ist für Sie die richtige, wenn Sie zu den wenigen Patienten mit isolierter Arthrose vorn im Knie hinter der Kniescheibe gehören. Diese Arthrose kommt nur bei weniger als 10% der Patienten mit Kniegelenksarthrose vor. Voraussetzungen

> **Tipp**
> Die isolierte Arthrose hinter der Kniescheibe ist selten, schwierig zu behandeln und schreitet häufig in anderen Gelenkabschnitten voran. Das Ergebnis des isolierten Ersatzes ist schlechter als beim gesamten Oberflächenersatz.

sind eine normale Kniescheibenstellung sowie ein bandstabiles Gelenk. Vorteile dieser Methode im Vergleich zur Totalprothese sind, dass weniger Knochensubstanz verloren geht und dass die natürliche Bewegung des Kniegelenks erhalten bleibt.

Leider sind die Ergebnisse der kleinen Serien solcher Implantate sehr unterschiedlich. Bis zu 30% der Patienten haben weiterhin Schmerzen im vorderen Kniebereich und häufig schreitet die Arthrose in anderen Gelenkabschnitten fort.

Ungekoppelte Prothese (Oberflächenersatz)

Abbildung 9:
Bicondylärer
Oberflächenersatz.

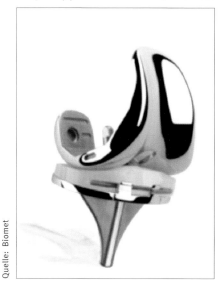

Quelle: Biomet

Seit der Mitte der 1980er-Jahre hat sich die ungekoppelte Prothese zur Standardtherapie der Kniegelenksarthrose mit ausreichender Bandführung etabliert. Sie ermöglicht eine weitgehend normale Kniegelenkfunktion mit begrenzter Drehmöglichkeit.

Bei diesem Prothesentyp wird die Oberfläche beider Oberschenkelrollen (daher bicon-

Tipp

Mit und ohne Beschichtung haben etwa 10–20% der Patienten auch nach der Knieprothesen-Operation Beschwerden rund um die Kniescheibe. Ihr Operateur wird von Fall zu Fall entscheiden, ob er eine Beschichtung der Kniescheibe für erforderlich hält.

dylärer Oberflächenersatz genannt) durch ein Metallschild, der Schienbeinkopf wird durch ein Metallplateau und eine Kunststoffscheibe, das sogenannte Inlay oder Gleitlager, ersetzt (**Abbildung 9**). In Sonderfällen wird zusätzlich die Kniescheibenrückfläche beschichtet. Das geschieht mit einer Kunststoffkomponente, die direkt auf die Kniescheibe zementiert werden kann.

Der klassische Einsatzzweck für den ungekoppelten Oberflächenersatz ist die fortgeschrittene Arthrose im gesamten Kniegelenk. Entscheidende Voraussetzung ist eine ausreichende Bandstabilität durch gut funktionierende Seitenbänder. Das vordere Kreuzband ist nicht erforderlich und wird im Zuge der Operation bei den meisten Implantaten entfernt. Eine Fehlstellung der Beinachse sollte nicht mehr als 25 Grad betragen. Eine fixierte Beugekontraktur sollte 20 Grad nicht überschreiten, um nach dem Eingiff eine gute Gelenkfunktion zu ermöglichen. Von einer Kontraktur spricht man, wenn die Bewegung eines Gelenks durch verkürzte Sehnen, Bänder oder Muskeln eingeschränkt ist. Die Komplikationsraten bei diesem Eingriff sind insgesamt gering, jedoch dreimal so hoch wie beim Teilgelenkersatz.

Tipp

Die Patientenzufriedenheit liegt mit 75–80% deutlich niedriger als beim Teilgelenkersatz, jedoch sind die Kniegelenke, die einen kompletten Oberflächenersatz benötigen, auch stärker geschädigt.

Hinteres Kreuzband erhalten oder ersetzen?

Ob das hintere Kreuzband nach Implantation eines bicondylären (beidseitigen) Oberflächenersatzes erhalten oder ersetzt werden soll, ist Gegenstand kontroverser wissenschaftlicher Diskussion. Kreuzbandersetzende Implantate verwenden speziell geformte Kunststoffeinsätze, welche durch einen Zapfen die Kongruenz (Übereinstimmung) der Prothesenkomponenten erhöhen und das Gelenk zusätzlich stabilisieren. Autoren, die Prothesenmodelle befürworten, bei denen das hintere Kreuzband erhalten bleibt, verweisen auf die stabilisierenden und propriozeptiven (die Empfindung von Stellung und Bewegung des Körpers betreffenden) Eigenschaften des hinteren Kreuzbandes sowie auf einen geringeren Knochenverlust. Operateure, die kreuzbandersetzende Implantate favorisieren, führen an, dass das Kreuzband, insbesondere bei ausgeprägten Arthrosen, häufig eine Schädigung mit entsprechendem Funktionsverlust aufweist. Insbesondere bei fixierten X-Bein-Arthrosen und Kontrakturen ist eine Entfernung des Kreuzbandes für die Korrektur der Deformität erforderlich.

Tipp

Generell gilt: Ob das hintere Kreuzband erhalten oder entfernt wird, spielt für die Patientenzufriedenheit und die Kniegelenksfunktion keine entscheidende Rolle und sollte der Erfahrung des Operateurs überlassen werden.

Mobiles oder fixiertes Gleitlager?

Es gibt zwei Varianten von Knieprothesen: Implantate mit fixiertem Gleitlager, bei denen der Kunststoffeinsatz (Inlay) auf der Unterschenkelkomponente festgemacht ist, und Prothesen mit mobilem Gleitlager, bei denen das Inlay innerhalb eines vorgegebenen Ausmaßes gleiten und/oder sich drehen kann.

Prothesen mit mobilen Laufflächen aus Polyethylen werden von fast allen Prothesenherstellern angeboten, da sie gegenüber den fi-

xierten Gleitlagern theoretisch potentielle Vorteile bieten. Neben
geringerem Abrieb aufgrund der hohen Kontaktfläche über einen
großen Bewegungsumfang (dynamische Konformität) kann sich das
Inlay der Oberschenkelknochen-Komponente dynamisch anpassen.
Jedoch kann ein mobiler Einsatz auch auskugeln oder herausdrehen
(spinout) und erhebliche Probleme bereiten. Eine Überlegenheit der
mobilen gegenüber den fixierten Gleitlagern hinsichtlich der Langzeit-
Überlebensraten (d.h. der „Haltbarkeit" der Prothese) ist nicht belegt.

Wie wird die Prothese im Knochen befestigt?

Grundsätzlich können Oberflächenersatzprothesen sowohl zementiert
als auch zementfrei im Knochen verankert werden. Auch Hybridsys-
teme, das sind Systeme, bei denen ein Teil zementiert und ein Teil
zementfrei ist, sind verfügbar. Während die zementfreie Verankerung
der Oberschenkel-Komponente häufig gute Ergebnisse zeigt, treten
im Langzeitverlauf bei zementfreien Unterschenkel-Komponenten
Knochenauflösungen häufiger auf als bei zementierten Komponenten.
In den meisten Studien und Gelenkregistern hat sich die zementierte
Implantatverankerung beim Oberflächenersatz mit den längsten
Standzeiten (Haltbarkeit) und geringsten Revisionsraten als zuver-
lässigste Methode erwiesen (Swedish Knee Arthroplasty Register).
Sie gilt daher weiterhin als Goldstandard in der Befestigung von
Oberflächenersatzprothesen.

Teilgekoppelte Prothese

Teilgekoppelte Prothesen entsprechen dem Prinzip des Oberflächenersatzes und können Bandinstabilitäten durch unterschiedliche Formen
des Kunststoff-Inlays bis zu einem gewissen Grad ausgleichen.

Abbildung 10:
Teilgekoppelte
Prothese.

Abbildung 11:
Achsgeführte
gekoppelte
Prothese.

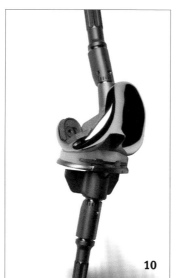
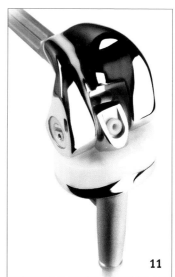

10   11

Quellen: Biomet

Ein Zapfen des Inlays, welcher sich in einer mittig angeordneten Box der Oberschenkel-Komponente abstützt, ermöglicht eine Stabilisierung des Kniegelenks in X- und O-Bein-Richtung und kann so die Funktion der Bänder ersetzen (**Abbildung 10**).

Achsgeführte Prothese

Bei den achsgeführten Prothesen handelt es sich um modifizierte Scharniergelenke, die die normale Kinematik (Bewegung) des Kniegelenks nur begrenzt wiederherstellen können. Der obere und untere Teil des Implantats wird jeweils mit einem langen Stiel im Oberschenkelknochen bzw. Schienbein verankert (**Abbildung 11**). Zusätzlich sind die beiden Teile untereinander durch eine Achse verbunden, um das Gelenk zu stabilisieren.

Mit achsgeführten Prothesen werden seit den 1970er-Jahren gute Ergebnisse in der endoprothetischen Erstversorgung der Kniegelenksarthrose erzielt. Jedoch haben sie aufgrund der sehr guten Langzeitergebnisse des Oberflächenersatzes in der primären Endoprothetik nur noch einen begrenzten Stellenwert bei schweren Gelenkzerstörungen und extremen Fehlstellungen.

Modulares Revisionsimplantat und Tumorprothese

Modulare, d.h. nach dem Baukastenprinzip aufgebaute Implantate und individuell angefertigte Sonderprothesen kommen sowohl bei schwierigen Prothesenwechseln als auch in der Tumor-Orthopädie zum Einsatz. Mit modularen Implantaten können große Knochendefekte, die bei der Behandlung von Tumoren sowie bei komplexen Prothesenwechsel-Operationen entstehen, zunehmend extremitätenerhaltend therapiert werden, d.h., das Bein bleibt erhalten und muss nicht amputiert werden.

Die Wiederherstellung mithilfe der Prothese stellt hierbei jedoch eine große Herausforderung für den Operateur und die verwendeten Materialien dar. Die Befestigungsmöglichkeit der Prothese und die Wiederherstellung der Gelenkmechanik sind erschwert, das Implantat wird mechanisch sehr stark beansprucht. Aus diesem Grund sind die Langzeitresultate modularer Prothesen deutlich schlechter als die der Standard-Kniegelenksendoprothesen.

6 Was kommt bei der Knieprothesen-Operation auf mich zu?

Ist die Entscheidung für eine Klinik oder einen Operateur gefallen, so ist es wichtig, die ambulante Vorbereitung mit der sich anschließenden stationären Behandlung zu vernetzen. Ihr Hausarzt und Ihr Orthopäde spielen sowohl in der Zeit vor der Operation als auch danach, wenn Sie wieder zuhause sind, eine wichtige Rolle.

Vor der Operation

Die Knieprothesen-Operation ist in der Regel ein geplanter Eingriff. Wichtig ist, dass der Hausarzt und der niedergelassene Orthopäde mit den notwendigen Vorbereitungen (**siehe Kapitel 3**) frühzeitig beginnen. So ist am besten gewährleistet, dass es in der Klinik am Tag vor der Operation keine bösen Überraschungen gibt. Immer wieder kann es vorkommen, dass dann plötzlich wichtige Untersuchungen fehlen und deshalb die Operation abgesagt werden muss. Selbst in großen Zentren ist es nicht immer möglich, fehlende Untersuchungen und wichtige Befunde so kurzfristig zu beschaffen.

Bei der Erstvorstellung in der Klinik wird der untersuchende Arzt nicht nur die Indikation zur Operation stellen, sondern in vielen Fällen nochmals spezielle Röntgenaufnahmen anfertigen, um die zur Operation notwendige zeichnerische Planung erstellen zu können. Wenn er den Eindruck hat, dass eine intensivere Vorbereitung erforderlich ist, weist er Sie darauf hin und wird die erneute Vorstellung bei Ihrem Hausarzt vorschlagen. Denn gerade der Hausarzt kennt seine Patienten normalerweise am besten und kann deshalb eine zielgerichtete Vorbereitung zur Operation einleiten. Das beinhaltet die Anpassung und Verordnung notwendiger Medikamente hinsichtlich der Operation (z.B. im Zusammenhang mit Blutverdünnern wie Marcumar®, Plavix® und ähnlichen oder Diabetesmedikamenten wie Insulin, Metformin usw.) genauso wie die Durchführung notwendiger Voruntersuchungen bei den verschiedensten Fachärzten.

Wichtig

Bei bekannten Vorerkrankungen sollte der Hausarzt notwendige, aktuelle Untersuchungen beim entsprechenden Facharzt veranlassen, z.B.:

– beim Kardiologen bei Herzrhythmusstörungen

– beim Diabetologen bei Blutzuckererkrankung

– beim Zahnarzt bei Problemen mit den Zähnen usw.

Nicht immer gelingt es, sofort einen Operationstermin zu erhalten, sodass gelegentlich noch einige Wochen Wartezeit zu überbrücken sind. Ihr Orthopäde versorgt Sie in dieser Zeit bis zur Operation – wenn nötig – mit muskelstärkender Physiotherapie, Hilfsmitteln, wie z.B. Gehstützen oder Greifzangen, und eventuell auch mit Schmerzmitteln.

Einige moderne Kliniken bieten neben Broschüren auch theoretische Vorbereitungsseminare, Patientenabende und praktische Vorbereitungskurse an. Dort soll den Patienten zum einen die Angst vor dem Eingriff und der stationären Behandlung genommen werden, zum anderen können verschiedene Grundkenntnisse vermittelt werden, z.B. der Gebrauch von Unterarmgehstützen. Unter Umständen kann man auch die Räumlichkeiten auf der Station, die dort tätigen Ärzte, Physiotherapeuten, Pflegekräfte und den Sozialdienst kennenlernen.

Nicht vergessen

Medikamente umsetzen:

– Marcumar® auf Heparin

– Plavix® auf Heparin

– Metformin absetzen usw.

Unbedingt die Hinweise des Operateurs beachten!

Tipp

Fragen Sie in Ihrer Klinik nach Vorbereitungskursen oder Vorbereitungsseminaren.

Vor einer Kniegelenksoperation stellt sich immer wieder die Frage, ob eine Eigenblutspende durchgeführt werden sollte. Die meisten Experten halten dies nur dann für sinnvoll, wenn die Wahrscheinlichkeit einer Bluttransfusion mehr als 10% beträgt. Durch moderne Operationsverfahren ist allerdings bei weniger als 10% der am Kniegelenk operierten Patienten eine Bluttransfusion notwendig. Eine Eigenblutspende ist daher üblicherweise – von begründeten Ausnahmen abgesehen – nicht erforderlich.

In der Klinik

Die stationäre Behandlung beginnt normalerweise am Tag vor der Operation mit dem „Einchecken" in der Klinik. Die auf der Versichertenkarte gespeicherten persönlichen Daten werden erfasst (Adresse, Geburtstag usw.), Name und Telefonnummer von Angehörigen erfragt. Im Anschluss daran begeben Sie sich auf die Ihnen zugewiesene Station und beziehen nach der Begrüßung dort Ihr Zimmer.

Nicht vergessen

– Einweisungsschein

– Röntgenbilder, Arztbriefe, Befunde

– Röntgenpass, Allergiepass

– Täglich einzunehmende Medikamente

– falls vorhanden: Gehstützen

– Spätestens eine Woche vor der Operation Blutverdünnungsmedikamente (Marcumar®) absetzen

Voruntersuchungen und Aufklärung

Am Aufnahmetag werden dann die notwendigen Voruntersuchungen gemacht. Hierbei sind in erster Linie die unumgänglichen Blutuntersuchungen und natürlich die körperliche Untersuchung durch einen Stationsarzt, der auch die eventuell mitgebrachten Befundberichte sichtet und bewertet, zu nennen. Idealerweise wird auch schon zu diesem Zeitpunkt der Kontakt zum Sozialdienst der Klinik hergestellt, damit bereits jetzt über eine Rehabilitationsmaßnahme, eventuell die häusliche Situation oder notwendige Hilfen gesprochen werden kann. So kann möglichst zeitnah eine notwendige Anschlussheilbehandlung (Rehabilitation) in die Wege geleitet werden. Der Narkosearzt (Anästhesist) bespricht mit Ihnen die Narkoseart (Voll- oder Teilnarkose) und sagt Ihnen, ob Sie nach der Operation einen sogenannten Schmerzkatheter erhalten.

Zentraler Punkt der Operationsvorbereitung ist die ausführliche Aufklärung über die geplante Operation und deren mögliche Komplikationen sowie die Darstellung aller denkbaren Alternativen. Der Patient muss mit der Zustimmung zum Eingriff eine für ihn sehr wichtige Entscheidung treffen und deshalb ist es wichtig, dass er alle mög-

Gute Frage

Damit man nach der Operation keine unnötigen Schmerzen ertragen muss, bekommt jeder Patient die auf seinen individuellen Bedarf abgestimmten Schmerzmittel. In vielen Kliniken sind dazu sogenannte Schmerzkatheter üblich, die direkt an die Nervenleitbahnen am Oberschenkel eingelegt werden. Den Schmerzkatheter kann der Patient selber nach Bedarf bedienen. Das heißt, er kann sich die für ihn notwendige Dosis des verordneten Schmerzmittels über den Schmerzkatheter selbst verabreichen, ohne dass die Gefahr einer Überdosierung besteht!

Fragen Sie Ihren Narkosearzt gezielt nach einem Schmerzkatheter für die ersten Tage nach der Operation.

lichen Vor- und Nachteile der geplanten Operation vorher kennt. Aus diesem Grund muss dieses Gespräch spätestens am Tag vor der Operation stattfinden.

Liegt die Erstvorstellung in der Klinik, bei der die Entscheidung zur Operation getroffen wurde, mehr als sechs Monate zurück, sollte nochmals zur Bestätigung der Situation eine Röntgenaufnahme angefertigt werden. Außerdem muss spätestens einen Tag vor der Operation eine Röntgenaufnahme des ganzen Beins im Stehen durchgeführt werden (**Abbildung 12**). So kann sich der Operateur ein Bild von den tatsächlichen Achsverhältnissen des erkrankten Beins machen.

Abbildung 12:
Ganzbein-Röntgen-aufnahme.

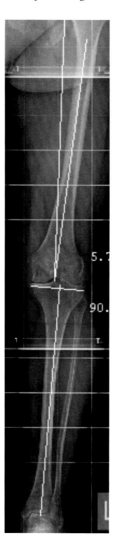

Quelle: J. Herre

Wenn alle notwendigen Aufnahmen vorhanden sind, wird die Operation endgültig digital geplant. Nun kommt der Operateur nochmals zu Ihnen und bespricht abschließend das geplante Vorgehen und klärt die letzten noch offenen Fragen.

Am Abend vor der Operation bereitet Sie die Schwester bzw. der Pfleger zur Operation vor. Die Haut des zu operierenden Kniegelenks wird rasiert und Sie erhalten notwendige Instruktionen für den Operationstag. Duschen können Sie je nach geplantem Operationszeitpunkt am Abend vor der Operation oder direkt am Operationstag. Mitgebrachte Wertsachen wie Schlüssel, Brieftasche oder Schmuck sollten Sie sicher in einem dafür vorgesehenen Schließfach verwahren. Hörgeräte oder Zahnprothesen dürfen nicht mit in den OP und müssen ebenfalls im Zimmer aufbewahrt werden.

Vor einem geplanten Eingriff müssen Sie nüchtern sein, das heißt, Sie dürfen ab etwa 22.00 Uhr abends nichts mehr essen und trinken. Damit Sie in der Nacht vor der Operation entspannt schlafen können, hat der Narkosearzt bereits zur abendlichen Einnahme ein leichtes Beruhigungsmittel bereitgestellt. Am nächsten Morgen dürfen notwendige Medikamente mit einem kleinen Schluck Wasser eingenommen werden. Was notwendig und erlaubt ist, hat alles der Narkosearzt festgelegt. Vor der Operation findet nochmals eine Visite des Operateurs statt, anschließend erhalten Sie, je nach Operationszeitpunkt, ein weiteres Beruhigungsmittel. Nun sollten Sie vollkommen entspannt zum Operationssaal gebracht werden können (**Abbildung 13**).

Wissenswertes rund um die Operation

Die Operation selbst dauert zwischen 45 und 90 Minuten, je nachdem, welche Art Knieprothese eingesetzt wird (Teil-/Vollprothese) und wie routiniert solche Operationen in dieser Klinik durchgeführt werden.

Abbildung 13:
Operationssaal.

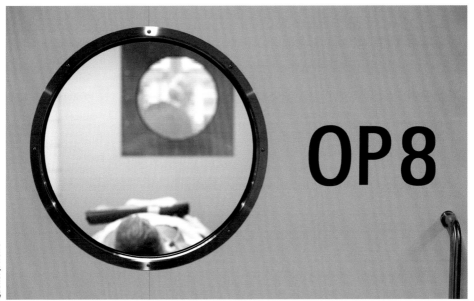

Quelle: J. Herre

Bei der Operation entfernt das Operationsteam die zerstörten Gelenkanteile und bereitet mit Spezialschablonen den Knochen am Ober- und Unterschenkel präzise zur Aufnahme der Prothesenkomponenten vor. Die Befestigung erfolgt in der Regel mit Knochenzement, allerdings gibt es auch einige Prothesen, die ohne Knochenzement eingebracht werden können und dabei genauso stabil verankerbar sind. Welche Art der Verankerung im jeweiligen Fall erforderlich ist, muss Bestandteil des Aufklärungsgesprächs vor der Operation sein. Zwischen die Komponenten wird das Gleitlager aus Polyäthylen eingesetzt. Die Kniescheibe muss nur in seltenen Einzelfällen ersetzt werden. Zum Abschluss der Operation werden das Bewegungsspiel und die Funktion des kompletten Gelenkersatzes überprüft. Wird bei dieser abschließenden Funktionsprüfung ein gutes Ergebnis festgestellt, kann die Operation in der Regel mit einer oder zwei eingelegten Wunddrainagen beendet werden. Über die Drainagen soll das Blut abfließen, das sich nach der Operation sammelt.

Im Regelfall wird die implantierte Knieprothese nach der Operation voll belastbar sein. Das letzte Wort hierzu hat allerdings in jedem Fall der Operateur, der die Situation während der Operation am besten kennt und die Frage der Belastbarkeit beurteilen kann.

Navigation

Der Vollständigkeit halber muss an dieser Stelle die Navigation in der Endoprothetik des Kniegelenks erwähnt werden. Hierbei wird während der Operation computergestützt eine Achsvermessung durchgeführt. Das Verfahren wurde in den 90er Jahren des vergangenen Jahrhunderts mit großem Aufwand der Industrie in Zusammenarbeit mit Ärzten entwickelt und bis vor einigen Jahren vielfach angewendet. Eine entscheidende Verbesserung der Prothesenhaltbarkeit und des Langzeiterfolgs der Endoprothetik am Kniegelenk konnte bisher nicht nachhaltig bewiesen werden.

Aktuell wird eine geringe Anzahl aller Knieprothesen in wenigen Kliniken unter Zuhilfenahme eines Navigationssystems implantiert.

Außerdem hat er in vielen Fällen bereits noch im OP oder direkt anschließend auf dem Weg zur Wachstation ein erstes Röntgenbild angefertigt, das die Position der eingesetzten Knieprothese zeigt und Grundlage für die Weiterbehandlung in den ersten Tagen nach der Operation ist.

Operationen am Kniegelenk können in so genannter Blutleere durchgeführt werden. Das heißt, der Patient bekommt schon in Narkose am Oberschenkel eine Manschette angelegt, ähnlich wie beim Blutdruckmessen, durch die die Blutzufuhr für die Zeit der Operation unterbunden werden kann. Das hat den Vorteil besserer Übersicht während des Eingriffs und dadurch eines die Operation beschleunigenden Effekts. Außerdem ist der Blutverlust während des Eingriffs auf ein Minimum reduzierbar. Sollte dennoch einmal ein größerer Blutverlust zu erwarten sein, kann der sogenannte „Cell-Saver" eingesetzt werden, mit dem man das vom Patienten gewonnene Blut aufbereiten und in den Kreislauf zurückführen kann.

Was passiert nach der Operation?

Unmittelbar nach der Operation kommen Sie auf die Aufwachstation, bis die Narkose wieder vollständig abgeklungen ist und Sie sich in einem absolut stabilen Zustand befinden. Das Vorgehen ist nicht einheitlich und wird in jeder operierenden Klinik etwas anders praktiziert (**Abbildung 14**).

Ebenso verhält es sich mit der medikamentösen Thromboseprophylaxe, die umgangssprachlich als „Bauchspritze" bekannt ist. Je nach verabreichtem Präparat (insgesamt stehen in Deutschland zur Thromboseprophylaxe mehr als zehn Medikamente zur Verfügung) wird die erste Spritze bereits am Abend vor der Operation verabreicht oder aber erst in den Stunden nach der Operation. Ab diesem Moment sollten allerdings wieder alle Patienten gleichermaßen täglich eine medikamentöse Thromboseprophylaxe erhalten. Laut der Leitlinie unserer Fachgesellschaften soll diese Prophylaxe nach der Operation über einen Zeitraum von zwei Wochen durchgeführt werden. Darüber hinaus kann bei entsprechendem Risikoprofil eine medikamentöse Thromboseprophylaxe für insgesamt sechs Wochen

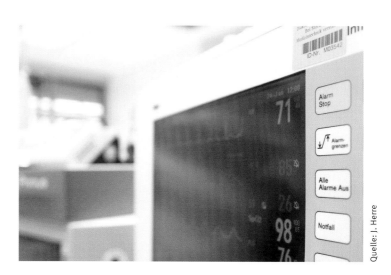

Abbildung 14:
Auf der Aufwach-
station.

Quelle: J. Herre

sinnvoll und notwendig sein. Das wird Ihr behandelnder Arzt im Einzelfall festlegen.

Üblicherweise kommen Sie noch am Tag der Operation zurück in Ihr Zimmer in die „gewohnte" Umgebung. Hier können Sie auch schon relativ bald nach der Operation kurze Besuche von nahen Angehörigen erhalten oder Telefonate entgegennehmen.

Wann kann ich mit der neuen Knieprothese gehen?

Die Frühmobilisation ist von zentraler Bedeutung zur Verhinderung einer Thrombose. Unter Umständen dürfen Sie schon am Abend des Operationstages unter Mithilfe zur Toilette gehen. Spätestens allerdings am ersten Tag nach der Operation dürfen und sollen die allermeisten Patienten das erste Mal aus ihrem Bett aufstehen und mit Unterstützung eines Physiotherapeuten die ersten Schritte gehen – wie bereits zuvor erwähnt, meist unter voller Belastung des eigenen Körpergewichts. Die ersten Schritte werden sicherheitshalber meistens mit Hilfe eines so genannten Gehwagens absolviert, später dann unter Zuhilfenahme der Unterarmgehstützen, über deren Funktion mancher Patient im Rahmen der oben erwähnten teilweise angebotenen Schulungen schon einiges weiß.

Die Unterarmgehstützen begleiten den einen Patienten länger, den anderen kürzer, jedoch alle gleichermaßen in den ersten Wochen nach der Operation, bis sicheres Stehen und Gehen gewährleistet ist. Die begleitende Schmerztherapie muss in dieser Zeit ständig hinterfragt werden und sollte individuell an die jeweiligen Bedürfnisse angepasst werden.

Bewegungstherapie und Trainingsprogramm

Eine Besonderheit der Endoprothetik des Kniegelenks ist die häufig verordnete passive Bewegungstherapie (Continuous Passive Motion, kurz CPM), bei der das operierte Bein in einer mit einem Elektromotor betriebenen Schiene (Motorschiene) vollkommen passiv durchbewegt wird (**Abbildung 15**). Das Bewegungsausmaß kann vorgewählt werden und wird nach den jeweiligen Möglichkeiten des Patienten eingestellt. Einmal tägliche CPM-Therapie vom ersten Tag nach der Operation an fördert zum einen die Beweglichkeit ganz erheblich, zum anderen wirkt die passive Bewegungstherapie als her-

Abbildung 15: Bewegungstherapie mit der Motorschiene.

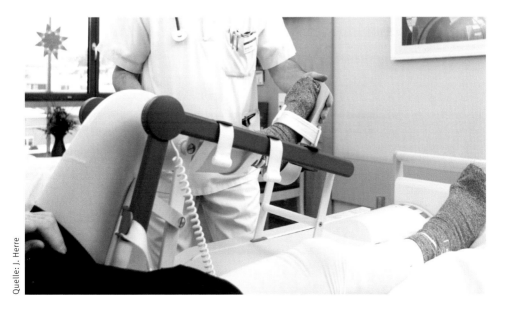

Quelle: J. Herre

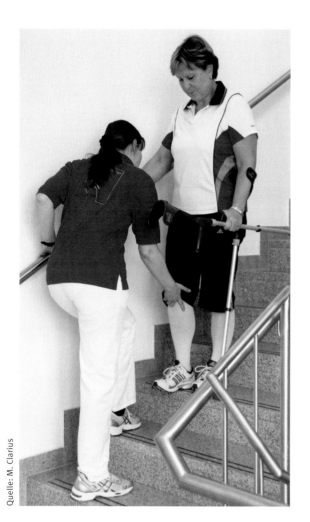

Quelle: M. Clarius

Abbildung 16:
Schulung beim
Gehen und
Treppensteigen.

vorragendes Schmerzmittel, da sie die Zirkulation im operierten Bein anregt und so die üblicherweise nach der Operation auftretende Schwellneigung günstig beeinflusst.

In den folgenden Tagen werden Sie regelmäßig vom Stationsarzt und vom verantwortlichen Operateur besucht. Sie erhalten ein intensives physiotherapeutisches Trainingsprogramm mit aktiver und passiver Mobilisation, bei Bedarf Lymphdrainage oder Kinesiotape und eine Schulung beim Gehen und Treppensteigen (**Abbildung 16**).

Wie lange bin ich in der Klinik?

Der Klinikaufenthalt dauert im Regelfall zwischen sieben und zehn Tage. Vor der Entlassung wird eine abschließende Röntgenuntersuchung durchgeführt, die als Ausgangsbefund für alle in den kommenden Jahren durchzuführenden Kontrolluntersuchungen dient. Sie erhalten eine Kopie der Aufnahmen in Papierform oder als CD.

Unmittelbar am Tag vor der Entlassung besprechen der Stationsarzt und der Operateur mit Ihnen den Heilungsverlauf und die Verhaltensregeln für die kommenden Wochen. In manchen Kliniken gibt es auch ein Merkblatt mit den wichtigsten Verhaltensregeln für die ersten Wochen.

Anschlussheilbehandlung (Reha)

Zur nachhaltigen Sicherung des Operationserfolgs sollte gleich im Anschluss an den Klinikaufenthalt eine Rehabiltationsmaßnahme folgen. In der Regel wird die Anschlussheilbehandlung stationär durchgeführt, grundsätzlich ist sie aber auch ambulant möglich. Den Antrag stellen Sie in der Regel zusammen mit dem Sozialdienst der Klinik. Der Kostenträger (Krankenkasse oder Rentenversicherungsträger) schickt seine Rückmeldung meist schon wenige Tage danach an Sie und an den behandelnden Arzt in der Klinik. Die gesamte Kommunikation findet in der Regel ohne Ihr aktives Eingreifen statt. Ausschließlich die Unterschrift auf dem Antrag müssen Sie selbst leisten.

Viele Kliniken bevorzugen bestimmte Reha-Einrichtungen, die sie gut kennen und bei denen sie sicher sind, dass die Nachbehandlung im Sinne des operierenden Arztes durchgeführt wird. Hierbei ist es nicht entscheidend, ob eine Reha-Maßnahme ambulant oder stationär stattfindet. Wichtig ist ein individuell abgestimmtes Rehaprogramm (**Abbildung 17**).

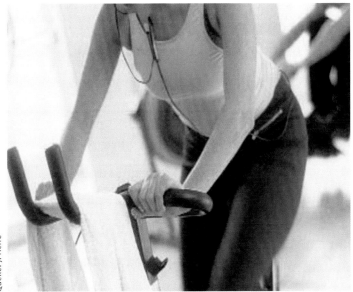

Abbildung 17:
Training mit dem Ergometer.

Quelle: J. Herre

Von den meisten Kostenträgern wird die Rehabilitationsmaßnahme zunächst für drei Wochen, in manchen Fällen auch für vier
Wochen genehmigt. Das heißt, Sie kommen etwa fünf bis sechs
Wochen nach der Operation in die gewohnte Umgebung nach Hau-
se zurück und beherrschen die Dinge des Alltags wieder mehr oder
weniger problemlos. Die Rückkehr in den Alltag wird bei jedem
Patienten unterschiedliche lange dauern, abhängig vom Alter, der
körperlichen Fitness und weiteren, auch häuslichen, Rahmenbedin-
gungen. Nach etwa acht bis zwölf Wochen sollte aber jeder wieder
sein gewohntes Leben führen können.

In sehr wenigen, wohl begründeten Ausnahmefällen (z.B. viel
beschäftigte Manager, Selbstständige usw.) kann die Rehabilitation
auch einmal „nur" unter Leitung eines Physiotherapeuten vor Ort
durchgeführt werden. Da hierbei aber eine enorme Selbstdisziplin
erforderlich ist, sollte eine solche ambulante Rehabilitation wirklich
die absolute Ausnahme sein.

Nachsorge und Kontrollen

Nach Abschluss der Reha übernehmen Ihr Hausarzt und der einwei-
sende Orthopäde wieder die Betreuung. Da zu diesem Zeitpunkt die
Operation mindestens fünf Wochen zurückliegt und das operierte
Bein mittlerweile wieder voll belastet wird, kann die Thromboseprophylaxe (Bauchspritze oder Tablette) nun weggelassen werden. Ihr
Hausarzt prüft, ob alle notwendigen Medikamente, die Sie vor der
Operation erhalten haben und die eventuell vorübergehend abgesetzt
waren, wieder eingenommen werden (z.B. Marcumar®, Metformin).
Falls erforderlich, wird weiterhin Physiotherapie verordnet. Übungen
und Gymnastik, die Sie in der Reha gelernt haben, sollten Sie selbst-
ständig zuhause weiter machen.

In den kommenden Wochen wird die Genesung weiter fort-
schreiten und Sie werden nach und nach wieder vollständig in Ihrer
gewohnten Welt ankommen. Zwischenzeitlich wird die Arbeitsun-
fähigkeit durch die behandelnden Ärzte bescheinigt, da trotz guter
Genesung viele Patienten noch nicht in der Lage sind, dauerhaft und
regelmäßig vollschichtig zu arbeiten.

Nach acht bis zwölf Wochen sollte in der Regel beim niedergelassenen Orthopäden eine Kontrolluntersuchung durchgeführt werden. Diese schließt eine körperliche Untersuchung und die Überprüfung der Gelenkfunktion ein. Eine Röntgenkontrolle ist nur erforderlich, wenn im Verlauf nach der Operation Komplikationen aufgetreten sind oder wenn es sich um eine sogenannte Wechseloperation handelt, d.h. eine Operation, bei der eine Endoprothese ausgetauscht wurde. In diesem Fall führt meist der Operateur selbst die Kontrolluntersuchung durch, weil er die Situation am besten einschätzen und gegebenenfalls auch eine Aussage zur Belastbarkeit und dem weiteren Vorgehen machen kann.

Innerhalb des ersten halben Jahres nach der Operation können Sie langsam wieder sportliche Aktivitäten aufnehmen, wobei zunächst nur schonende Sportarten wie Radfahren und Schwimmen ausgeübt werden sollten. Später sind vielfach auch wieder Skifahren und Tennis oder Golf möglich. Grundsätzlich sollten aber Kontaktsportarten oder Sportarten, bei denen erhebliche Stöße auf das operierte Gelenk treffen (z.B. Squash, Jogging, Fußball usw.), eher vorsichtig ausgeübt oder gemieden werden.

Die zweite Kontrolluntersuchung sollte ein Jahr nach der Operation stattfinden. Hierbei wird immer eine Röntgenuntersuchung durchgeführt. Ist, wie in den allermeisten Fällen, zu diesem Zeitpunkt alles in Ordnung, ist die nächste Kontrolle erst wieder nach drei bis fünf Jahren notwendig.

Etwa 12 bis 15 Jahre nach der Operation können erste Alterungserscheinungen an einer Knieprothese auftreten, denn jedes Kunstgelenk unterliegt einem natürlichen Verschleiß. Deshalb sollte ab dem 10. Jahr wieder einmal jährlich kontrolliert werden.

7 Wie komme ich nach der Operation in Alltag und Beruf zurecht?

Nach Abschluss der stationären oder auch schon während einer ambulanten Reha-Maßnahme ist es wichtig und notwendig, sich nach und nach wieder an die häusliche Umgebung und die Notwendigkeiten des Alltags zu gewöhnen. Sie sollten sich dabei Zeit lassen und sich, so weit es möglich ist, helfen und unterstützen lassen. Auf der einen Seite können natürlich Angehörige hierbei sehr hilfreich sein, auf der anderen Seite muss allerdings auch für Alleinstehende Hilfe erreichbar sein. Dabei sollten bei Bedarf insbesondere die ambulanten Dienste mit in die Verantwortung genommen werden. Sie wenden sich diesbezüglich entweder schon vor der Operation an Ihre Krankenkasse oder aber Sie schalten frühzeitig den Sozialdienst an der Klinik ein. So ist sichergestellt, dass ein reibungsloser Übergang von der Reha in den häuslichen Bereich möglich ist.

Bereiten Sie – vor allem, wenn Sie alleinstehend sind – Ihre Rückkehr in die eigenen vier Wände bereits vor der Operation soweit vor, dass dann kein größeres Problem entsteht. Ist alles Notwendige gut erreichbar? Wer kümmert sich um notwendige Erledigungen?

Der Wiedereinstieg in den Arbeitsalltag hängt von der jeweiligen Tätigkeit und der etwaigen Arbeitsbelastung ab. Ein wichtiger Grund für den Fortgang der Genesung und Wiederherstellung liegt auch in

WebTipp

Patientenforen bieten nützliche Tipps für die Zeit nach Klinik und Reha.

– Deutsche Rheuma-Liga: www.rheuma-liga.de

– Deutsche Arthrose Stiftung: www.deutsches-arthrose-forum.de

– Deutsche Arthrose-Hilfe e.V.: www.arthrose.de

WebTipp

– Informationen zur stufenweisen Wiedereingliederung finden
Sie unter http://de.wikipedia.org/wiki/Hamburger_Modell_
(Rehabilitation)
– Intensivierte Rehabilitationsnachsorge (IRENA) der Deutsche
Rentenversicherung Bund:
www.deutsche-rentenversicherung-bund.de
– Tipps zum Thema Rehabilitation finden Sie unter
www.ihre-vorsorge.de

der Art der Operation. Patienten mit einem Teilgelenkersatz sind in der Regel schneller wieder gesund und belastbar als Patienten, die eine Oberflächenersatzprothese erhalten haben. Deshalb variiert der Eintritt der Arbeitsfähigkeit zum Teil ganz erheblich und bewegt sich etwa zwischen sechs und zwölf Wochen ab der Operation gerechnet. Wenig belastende Arbeiten, wie Bürotätigkeiten oder Ähnliches, sind früher möglich als schwere körperliche Arbeit, wie zum Beispiel im Bauhandwerk.

Um eine möglichst schonende und auch zeitlich gut abgestimmte Wiederaufnahme der jeweiligen Tätigkeit zu ermöglichen, ist in manchen Fällen eine sogenannte stufenweise Wiedereingliederung sinnvoll. Dieses „Hamburger Modell (Rehabilitation)" ist im § 74 SGB V und im § 28 SGB IX geregelt. Es ermöglicht die stufenweise Wiederaufnahme der Arbeit von anfangs wenigen Stunden täglich bis zur vollen Arbeitszeit nach einigen Wochen bis Monaten. Der Arbeitnehmer ist in dieser Zeit krank geschrieben und erhält Krankengeld von seiner Krankenkasse bzw. Übergangsgeld von der Rentenversicherung. Grundsätzlich ist dieses Wiedereingliederungsmodell nur für Mitglieder der gesetzlichen Krankenversicherung vorgesehen. Privat Versicherte können jedoch in Absprache mit ihrer Versicherung und ihrem Arbeitgeber durchaus ein ähnliches Procedere auf den Weg bringen. Wird eine solche stufenweise Aufnahme der Tätigkeit wahrscheinlich, sollten Sie dies frühzeitig mit Ihrem Hausarzt und Ihrem Arbeitgeber besprechen.

Die Rehabilitation ist am Ende der Anschlussheilbehandlung in den meisten Fällen nicht vollständig abschlossen. Das heißt, viele Patienten brauchen noch weiterhin physiotherapeutische Anwendungen, Muskelaufbautraining oder Koordinationstraining. Für Patienten, deren Behandlung von der Rentenversicherung getragen wird, existiert das sogenannte IRENA-Programm (Intensivierte Rehabilitationsnachsorge). Das Programm wird in wohnortnahen Reha-Einrichtungen durchgeführt und kann berufsbegleitend absolviert werden. Insgesamt 24 Termine können wahrgenommen werden, eine Zuzahlung des Versicherten ist nicht erforderlich.

Sollten nach Abschluss der Anschlussheilbehandlung und eventuell weiterer physiotherapeutischer Anwendungen noch behandlungsbedürftige Beschwerden bestehen, ist zunächst der niedergelassene Orthopäde der Ansprechpartner, der über das weitere Vorgehen entscheiden wird. Im Einzelfall wird er den Rat des operierenden Arztes in der Klinik einholen und in Zusammenarbeit mit ihm die weitere Therapie planen und durchführen.

Im Regelfall wird allerdings die überwiegende Mehrheit der mit einer Knieprothese versorgten Patienten sehr zufrieden sein und die neue bzw. wiedererlangte Lebensqualität nach wenigen Monaten genießen können.

Häufig gestellte Fragen

›› Wie darf ich belasten?
Im Regelfall ist Vollbelastung erlaubt.

›› Wie lange muss ich Stöcke benutzen?
In den ersten Wochen nach der Operation werden die Unterarmgehstützen Ihre ständigen Begleiter sein. Je nach Fortschritt der Genesung werden Sie rasch mobiler und können in der Regel bald wieder auf die Gehhilfen verzichten.

>> Wann darf ich wieder selbst am Steuer eines PKWs sitzen?
Im Regelfall dann, wenn Sie keine Gehstöcke mehr benutzen.

>> Was ist beim Einsteigen in einen PKW zu beachten?
Der Einstieg sollte auf der Seite mit der größten Beinfreiheit
erfolgen. Lassen Sie den Autositz ganz nach hinten stellen
und setzen Sie sich rückwärts auf den Sitz. Anschließend
heben Sie die Beine nacheinander ins Auto.

>> Wann darf ich wieder duschen?
Wenn die Wunde abgeheilt ist bzw. problemlos heilt, können
Sie meist schon nach wenigen Tagen mit einem speziellen
Duschpflaster unter die Dusche. Dies wird meist noch während
des stationären Aufenthaltes in der operierenden Klinik sein.

>> Wie läuft die Nachkontrolle ab?
Die notwendigen Kontrollen können im Regelfall gerne von
Ihrem Hausorthopäden durchgeführt werden.

– Sie sollten sich 3 Monate nach der Operation untersuchen
lassen.

– Später können Sie sich, wenn keine größeren Probleme
auftreten, in größeren Zeitabständen (3–5 Jahre) bei Ihrem
behandelnden Arzt vorstellen. Sollten irgendwelche Probleme mit Ihrer Prothese auftreten, ist Ihr operierender Arzt
jederzeit Ihr Ansprechpartner.

>> Welche Sportarten sind generell erlaubt?

– Erlaubt sind alle gelenkschonenden sportlichen Betäti-
gungen, wie z.B. Schwimmen, Radfahren, Wandern, Nordic
Walking oder Gymnastik ohne extreme Bewegungsaus-
schläge.

– Manche Sportarten wie Skilanglauf, Alpinski, Jogging oder
Golfspielen sollten Sie im Einzelfall mit Ihrem Operateur
besprechen.

Fortsetzung nächste Seite

– Von einigen Sportarten ist generell abzuraten. Im Besonderen sind hier zu nennen: Kontaktsportarten wie Ballspiele, Tennis, Squash oder extremer alpiner Skilauf, da Sie dadurch Ihr Gelenk überstrapazieren und sich eventuell die Haltbarkeit entscheidend verkürzt.

>> **Wie lange muss ich Thrombosespritzen bekommen?**
Eine medikamentöse Thromboseprophylaxe ist für 2 Wochen erforderlich. In manchen Fällen mit höherem Thromboserisiko ist allerdings eine 6-wöchige Prophylaxe notwendig.

>> **Muss ich bei einer Infektion außerhalb meines operierten Gelenkes etwas beachten?**
Ja! Da auch Infektionen, die nicht direkt Ihr operiertes Gelenk betreffen, auf dem Blut- oder Lymphweg das betreffende Gelenk erreichen können, ist es besonders wichtig, sofort ärztlichen Rat einzuholen. Insbesondere sind hierbei zu nennen:

– Eingewachsene Zehennägel
– Infektionen nach Fußpflege
– Geschwüre am Unterschenkel
– Blasen- und Nierenbeckenentzündung
– Vereiterungen im Bauchraum
– Vereiterungen an der Wirbelsäule
– Vereiterungen im Hals-, Nasen- und Ohrenbereich (z.B. Mandeln und Nebenhöhlen)
– Vereiterungen im Bereich der Zähne

>> **Darf ich mich mit meinem neuen Kniegelenk hinknien oder in die Hocke gehen?**
Gelegentliches Hinknien, am besten mit weicher Unterpolsterung, ist möglich und erlaubt. In die Hocke gehen können Sie, abhängig von der Beweglichkeit, die Sie mit Ihrem künstlichen Kniegelenk erreichen, für kurze Zeit. Allzu lange sollten Sie allerdings nicht in extremer Beugung verharren.

8 Welche Komplikationen können auftreten?

Das Einsetzen eines künstlichen Kniegelenks gehört zu den erfolgreichsten Operationen. Die weitaus meisten Patienten sind nach dieser Operation mit dem Ergebnis sehr zufrieden oder zufrieden.

Es gibt aber auch Patienten, die mit dem Ergebnis der Operation nicht oder nicht komplett zufrieden sind. Wissenschaftliche Studien konnten zeigen, dass die Erwartungen des Patienten vor der Operation den größten Einfluss auf die Zufriedenheit nach der Operation haben. Wer also unrealistische Erwartungen an die Operation hat, der wird danach nicht so zufrieden sein wie ein Patient, dessen Erwartungen realistischer sind. Man muss sich vergegenwärtigen, dass bei der Operation ein Kunstgelenk und kein neues Kniegelenk eingesetzt wird. Insofern kann die Funktion auch nicht in allen Bereichen so gut sein wie bei einem gesunden Kniegelenk in jungen Lebensjahren.

Beim Einsetzen eines künstlichen Kniegelenks handelt es sich um eine Routineoperation. Trotz größter Sorgfalt bei der Planung und Durchführung des Eingriffs können bei der Operation selbst und auch danach Komplikationen auftreten. Da es sich um einen planbaren Eingriff handelt, sollten Begleiterkrankungen zum Zeitpunkt der Operation optimal behandelt sein, um die Risiken, die auftreten können, zu minimieren. So muss z.B. ein erhöhter Blutdruck mit Medikamenten so behandelt werden, dass das Risiko einer Herz-Kreislauf-Komplikation während oder nach der Operation so niedrig wie möglich ist.

Zu den Risiken während der Durchführung der Operation zählen die Blutung, die Verletzung von umliegendem Gewebe wie z.B. Bändern, Gefäßen oder Nerven, der Knochenbruch beim Einsetzen der Prothese oder auch Komplikationen im Zusammenhang mit der Narkose. Auf diese Risiken soll an dieser Stelle nicht näher eingegangen werden.

Die durchschnittliche Standzeit einer Knieprothese, darunter versteht man die Zeit bis zu einem Wechsel der Prothese, beträgt 10–15

Jahre. Nach zehn Jahren sind etwa 97% und nach 15 Jahren etwa 92% der Prothesen noch nicht gewechselt. Ursächlich für einen Wechsel sind in absteigender Häufigkeit die Lockerung der Prothesenteile im Knochen, die Instabilität, Infektionen und der Abrieb der Kunststoff-Lauffläche zwischen Ober- und Unterschenkelteil der Prothese. Auf diese und weitere Komplikationen soll hier näher eingegangen werden.

Infektion

Eine gefährliche Komplikation des Kunstgelenkersatzes ist die Infektion. Ihre Häufigkeit ist mit unter 1% glücklicherweise gering. Ein Infekt kann von außen (exogen) entstehen oder aber auch von innen, aus dem Körper selbst kommen (endogen).

Von außen kommende Infektion (exogen)

Die exogene Infektion entsteht z.B. während der Operation. Auf der Haut des Patienten kann man durch die bei Operationsbeginn durchgeführten Desinfektionsmaßnahmen keine komplette Keimfreiheit erreichen. Besonders nach längerer Operationszeit wandern Bakterien aus tieferen Hauschichten, in die das Desinfektionsmittel nicht gelangen kann, an die Hautoberfläche und können von dort aus in die Wunde gelangen. Weiterhin können trotz korrekt durchgeführter chirurgischer Händedesinfektion des Operationsteams vor jeder Operation Keime, die natürlicherweise die Haut besiedeln, nie komplett abgetötet werden. Diese können über Undichtigkeiten in den Operationshandschuhen in die Wunde gelangen und dort zum Infekt führen. Um die Häufigkeit der Entstehung einer Infektion während der Operation zu verringern, wird den Patienten zu Beginn der Operation ein Antibiotikum verabreicht, das sich im Gewebe anreichert und so die Keime, die während der Operation in die Wunde gelangen, abtötet. Zudem vermindert eine gewebeschonende und rasch durchgeführte Operation die Häufigkeit von Infekten. Des Weiteren ist dem Zement, mit dem die Prothese im Knochen verankert wird, ein Antibiotikum beigemischt. Dieses wird über einen längeren Zeitraum in die Um-

gebung abgegeben und kann so ebenfalls Bakterien in der Wunde ab-
töten.

Verschließt sich eine Wunde nach der Operation nur langsam
und läuft hier über mehrere Tage Wundwasser (Serom) aus der Wunde, können auf diesem Weg Keime in die Wunde gelangen und damit
zu einer Infektion führen.

Von innen kommende Infektion (endogen)

Eine endogene Infektion entsteht beispielsweise, wenn zum Zeitpunkt
der Operation ein Infekt mit Bakterien besteht, der vom Patienten
unbemerkt sein kann, wie z.B. ein vereiterter Zahn. Über den Blutweg können diese Bakterien an die Prothese gelangen. Da an der
Grenzfläche zwischen Knochen und Prothese keine oder eine nur
eingeschränkte Infektabwehr des Körpers stattfinden kann, besiedeln
sie das Kunstgelenk und führen so zur Infektion.

Frühinfekt, Spätinfekt

Für die Behandlung des Infektes ist entscheidend, wann dieser nach
der Operation aufgetreten ist. Tritt der Infekt innerhalb der ersten
vier bis sechs Wochen nach der Operation auf, spricht man von einem
Frühinfekt, tritt er später auf, bezeichnet man ihn als Spätinfekt. Im
Gegensatz zum Frühinfekt entsteht der Spätinfekt in der Regel durch
eine Entzündung an einer anderen Körperregion, z.B. einer vereiterten
Gallenblase, einem vereiterten Zahn oder einem vereiterten Zeh bei
eingewachsenem Zehennagel. Über den Blutweg können die Bakterien so auch an die Prothese gelangen und dort zum Infekt führen.

Eine schlechte körpereigene Infektabwehrlage erhöht die Gefahr
der Entstehung eines Infektes. Dies ist bei der Zuckerkrankheit (Diabetes mellitus), Mangelernährung oder auch bei Krebserkrankungen
der Fall. Zudem ist die Infektrate bei Fettsucht (Adipositas), bei
Rauchern und bei Behandlung mit bestimmten Medikamenten wie
z.B. Kortison oder Medikamenten gegen Rheuma erhöht. Daher ist
es wichtig, dass ein Diabetes gut behandelt ist. Wenn möglich sollten
Medikamente, die die Infektabwehrlage beeinträchtigen, pausiert

oder zumindest in der Dosis reduziert werden. Hierzu bedarf es der Abstimmung mit dem behandelnden Hausarzt.

Da es sich beim Einsetzen eines Kunstgelenks um einen planbaren Eingriff handelt, sollte sich von selbst verstehen, dass Patienten nicht operiert werden, die zum Operationszeitpunkt an einem Infekt erkrankt sind. Die geplante Operation muss in diesem Fall bis nach der Ausheilung des Infektes verschoben werden.

Welche Symptome treten auf und wie wird ein Infekt behandelt?

Ein Infekt führt klassischerweise neben Schmerzen zu einer Rötung mit Schwellung und Überwärmung sowie häufig auch zu einer Ergussbildung im Knie. Eine Behandlung mit Antibiotika ist in der Regel nicht ausreichend, da diese die Prothesenoberfläche, auf der sich die Bakterien befinden, nicht erreichen. Daher sollte beim Infekt eines Kunstgelenks operiert werden.

Beim Frühinfekt versucht man zunächst meist, die Prothese zu erhalten, also diese nicht zu entfernen. Bei der Operation erfolgt in der Regel der Wechsel der Kunststoff-Lauffläche zwischen Ober- und Unterschenkelteil der Prothese, entzündetes Gewebe wird entfernt und das Kniegelenk mit mehreren Litern Spüllösung ausgespült. Eine von manchen Operateuren angewendete Methode ist die Anlage einer Spül-Saug-Drainage. Hierbei wird nach der Operation das Kniegelenk während eines begrenzten Zeitraums über Drainagen kontinuierlich gespült und die Spülflüssigkeit über eine weitere Drainage abgeleitet. Diese Drainagen werden bei der Operation eingelegt. Eine weitere Möglichkeit ist die Einlage eines Kunststoffschwamms in die Wunde und der luftdichte Verschluss dieser durch eine Kunststofffolie. Eine daran angeschlossene Vakuumpumpe saugt dann kontinuierlich die mit Keimen besiedelte Wundflüssigkeit ab.

Beim Spätinfekt muss die Prothese in der Regel entfernt werden, da die Bakterien bei Diagnosestellung die Prothesenoberfläche bereits besiedeln. Hier bilden sie eine Schleimschicht, in die sie sich einbetten (Biofilm). In diesem Biofilm können sich die Bakterien der körpereigenen Abwehr entziehen und Antibiotika können nicht oder

> ## Schwer nachzuweisen
>
> Beim sogenannten **Low-grade-Infekt** handelt sich um eine vor
> sich hin schwelende Infektion, die schwer nachzuweisen ist.
> Der Patient zeigt oft nur wenig ausgeprägte Infektionssym-
> ptome. Die Entzündungswerte im Blut sind meist nicht oder
> nur geringfügig erhöht. Im Punktat des Kniegelenks lassen sich
> selten Bakterien nachweisen. Die Diagnose lässt sich daher
> häufig nur durch eine operativ entnommene Gewebeprobe
> stellen.

nur eingeschränkt wirken. Der Biofilm selbst kann bei einer Operation durch die Spülung des Kunstgelenks nicht entfernt werden.
Daher ist in diesen Fällen der Ausbau der Prothese notwendig. Hierbei werden die anhaftenden Keime mit entfernt. Möglich ist der
sofortige Einbau einer neuen Prothese im Rahmen dieser Operation
(einzeitiger Wechsel). Meist wird aber zunächst ein antibiotikabela-
dener Platzhalter eingesetzt und der Infekt über einen längeren Zeitraum mit Antibiotika behandelt. Erst nach Infektfreiheit wird durch
eine erneute Operation wieder eine Knieprothese eingesetzt (zweizeitiger Wechsel).

Besteht ein Infekt längere Zeit, so führt er über einen Abbau des
Knochens zur Lockerung der Prothese im Knochen (**siehe Seite 66**).

Bewegungseinschränkung und Schmerz

Nach jeder Operation bestehen für einige Tage Schmerzen im Operati-
onsgebiet. Diese sollten jedoch von Tag zu Tag besser werden. Die
Schmerzen müssen nicht ausgehalten sondern durch die Einnahme von
Schmerzmitteln behandelt werden, damit früh mit der Bewegung des
operierten Knies begonnen werden kann. Mit Nachlassen der Schmerzen
können die Schmerzmittel dann schrittweise reduziert werden.

Nach Ende der akuten Schmerzphase können vor allem mit zunehmender Beübung und Belastung des operierten Beines in der Ru-
hephase wieder zunehmend Schmerzen auftreten.

Das operierte Knie kann aufgrund der zunächst bestehenden Schmerzen und durch die regelhaft auftretende Schwellung nicht sofort in vollem Umfang bewegt werden, auch wenn dies prinzipiell erlaubt ist. Mit Rückgang der Schwellung und auch der Schmerzen wird dies jedoch im zunehmenden Rahmen möglich sein. Ein Augenmerk soll hierbei nicht nur auf eine möglichst gute Beugung, sondern auch auf eine komplette Steckfähigkeit gelegt werden. Um das zu erreichen, erfolgt die regelmäßige krankengymnastische Beübung, in deren Rahmen Ihnen auch Übungen gezeigt werden, die Sie regelmäßig selbständig durchführen sollten. Bis zur Entlassung aus der Akutklinik sollte möglichst ein Bewegungsausmaß von der kompletten Streckung bis zu einer Beugung von mindestens 90 Grad erreicht sein. Patienten, die mit einem Teilgelenk ("Schlittenprothese") versorgt werden konnten, erreichen in der Regel eine bessere Beweglichkeit und diese auch in einem kürzeren Zeitraum nach der Operation. Insgesamt sollte wenn möglich eine Beugung von 110 Grad erreicht werden, was für die Aktivitäten im Alltag zumeist ausreicht. Man muss aber auch bedenken, dass Patienten, die vor der Operation schlecht gebeugt haben, häufig auch nach der Operation eine eingeschränkte Beugefunktion haben werden.

Arthrofibrose

Bleibt das Knie auch nach dem Aufenthalt in der Reha-Klink sehr eingeschränkt beweglich, könnte eine Arthrofibrose vorliegen. Hierbei besteht eine bleibende, teils schmerzhafte Bewegungseinschränkung aufgrund einer massiven Narbenbildung im Kniegelenk bei der Heilung. Die Ursache oder auslösende Faktoren sind noch weitgehend ungeklärt. Die Behandlung reicht von der Narkosemobilisation (Durchbewegen des Kniegelenks in Narkose mit dem Ziel, Narbengewebe im Kniegelenk, das die Bewegung verhindert, zu lösen) über eine operative Lösung von Verwachsungen und Vernarbungen im Kniegelenk bis zur medikamentösen Therapie und Vermeidung von mechanischem Stress. Bei allen Behandlungsformen ist eine intensive krankengymnastische Beübung erforderlich. Insgesamt sind die Behandlungsergebnisse der Arthrofibrose nicht zufrieden stellend und es kommt häufig zur erneuten Bewegungseinschränkung.

Typischer Schmerzverlauf

Nach dem Einsetzen einer kompletten Knieprothese zeigt der Schmerz einen typischen Verlauf. In den ersten drei Monaten nach der Operation kommt es zu einem raschen Schmerzrückgang. Nach drei Monaten sind die Schmerzen um die Hälfte reduziert. Zu diesem Zeitpunkt hat noch ein Viertel der Patienten mittelstarke Schmerzen. Ein Jahr nach der Operation hat noch einer von acht Patienten Schmerzen. Nach dem Ablauf eines Jahres ändert sich der Schmerz nur noch wenig.

Nehmen die Schmerzen nach der Operation im Verlauf nicht ab, sondern zu, oder treten nach einer bereits schmerzfreien Zeit wieder Schmerzen auf, muss untersucht werden, ob eine behandlungsbedürftige oder behandelbare Ursache dahintersteckt. Diese kann im Zusammenhang mit der Knieprothese stehen, wie z.B. eine Entzündung (**Infektion, siehe Seite 58**) oder eine Lockerung, oder aber eine von der Knieprothese unabhängige Ursache haben, wie z.B. eine Thrombose oder eine sich entwickelnde Hüftarthrose. Manche Patienten klagen auch ein Jahr nach der Operation über einen bleibenden vorderen Knieschmerz, vor allem beim Treppensteigen. Weitere Untersuchungen müssen dann zeigen, welche Behandlung eine Verbesserung bringen kann.

Abbildung 18: Knieprothese mit Komponenten aus einem Stück: Oberschenkelteil gegossen, Unterschenkelteil geschmiedet.

Materialversagen

Unter der mechanischen Beanspruchung der Knieprothese kann es zum Materialversagen kommen.

Bei den meisten Prothesenmodellen werden der Oberschenkel- und Schienbeinteil der Prothese jeweils als ein komplettes Teil gefertigt, es wird also nicht aus mehreren Einzelteilen zusammengesetzt. Dadurch sind Materialbrüche der Prothese so gut wie ausgeschlossen (**Abbildung 18**).

Manche Knieprothesenmodelle sind modular aufgebaut, d.h., sie werden individuell

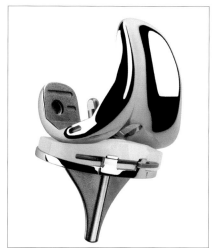

Quelle: Biomet

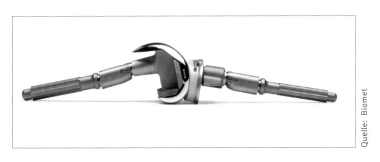

Quelle: Biomet

Abbildung 19:
Modulare Prothese.

entsprechend den situationsbezogenen Bedürfnissen des Patienten bei der Operation aus vorgefertigten Einzelteilen zusammengesetzt (**Abbildung 19**). Hierbei kann z.b. die Länge und Dicke von Schaftverankerungen im Oberschenkel- oder Schienbeinknochen angepasst werden. Um knöcherne Defekte auszugleichen, können Metallplatzhalter an die Prothese geschraubt oder kann die Passgenauigkeit der Prothese mit speziellen Adaptern verbessert werden. Die Einzelteile der Prothese werden hierbei verschraubt oder durch Konusverbindungen zusammengefügt. Diese Verbindungen stellen eine Schwachstelle der Prothese dar und können unter der Beanspruchung brechen.

Insgesamt ist das Materialversagen bei den heutigen modernen Prothesen eine Seltenheit.

Inlayabrieb

Die zwischen Ober- und Unterschenkelteil der Prothese als Gleitfläche eingesetzte Kunstoff-Lauffläche (Inlay) aus Polyethylen unterliegt durch die mechanische Beanspruchung einer Abnutzung. Diese ist bei den heutzutage verwendeten Materialen äußerst gering und beträgt im Regelfall Bruchteile eines Millimeters pro Jahr. Dies wird durch einen aufwändigen Fertigungsprozess erreicht, der eine hohe Festigkeit des Polyethylens gewährleistet.

Zeigt das Inlay einen relevanten Abrieb, kommt es zur Instabilität des Kniegelenks, da die körpereigenen Kniebänder, die das Kniegelenk außen und innen stabilisieren, dazu nicht mehr ausreichend gespannt sind. Zur Wiederherstellung der Stabilität muss dann das

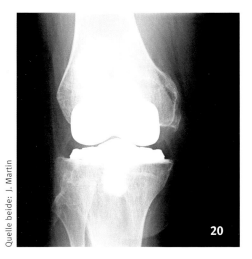

20

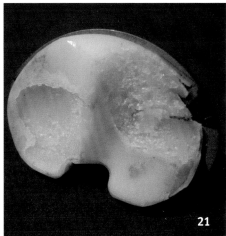

21

Inlay ausgetauscht werden. Hierfür muss bei den modernen Knieprothesen nicht die gesamte Prothese gewechselt werden.

Auch wenn der Patient subjektiv keine Instabilität bemerkt, ist
es sinnvoll, ein abgeriebenes Inlay zu wechseln, da anderenfalls die
Metallanteile der Prothese Schaden nehmen können. Durch das Fehlen von Teilen der Kunststoffgleitfläche reiben dann die Metallkom-
ponenten von Ober- und Unterschenkelteil der Prothese aufeinander
(**Abbildung 20, 21**). Dies führt zum Metallabrieb, der vom Körper
aufgenommen wird und sich in den Organen ablagern kann. Zudem
ist dann eine korrekte Funktion der Prothese nicht mehr gegeben. In
diesem Fall ist ein kompletter Wechsel der Prothese erforderlich. Dies
bedeutet im Vergleich zum alleinigen Inlaywechsel eine ausgedehntere
und komplikationsträchtigere Operation.

In manchen Fällen kann ein über das normale Maß hinausge-
hender Polyethylenabrieb entstehen. Dieser kann z.B. durch bei der
Operation nicht herausgespülte Zementpartikel verursacht werden,
die zwischen die Gleitflächen gelangen und zum vermehrten Abrieb
führen. Zudem kann eine in der Achse nicht korrekt eingebrachte
Knieprothese zu einer einseitigen Mehrbelastung des Inlays und somit
zum vermehrten einseitigen Abrieb führen.

Abbildung 20:
Zwischen Ober- und
Unterschenkelteil
der Prothese aus
Metall (im Röntgen-
bild weiß) ist kaum
eine Lücke. Die Lü-
cke entspricht der
verbliebenen Dicke
der Kunststoff-Lauf-
fläche.

Abbildung 21:
Entfernte Prothese
mit kaputter Kunst-
stoff-Lauffläche und
Abrieb des Metalls
auf der rechten
Seite.

Prothesenlockerung

Im Laufe der Zeit können sich Kunstgelenke aus der Verankerung im Knochen lockern. Dies dauert im Normalfall jedoch viele Jahre. Die Wahrscheinlichkeit einer Lockerung steigt mit dem zeitlichen Abstand zur Operation.

Warum kommt es zur Lockerung?

Ursache der Lockerung kann eine Infektion (**siehe Seite 58**) sein. Diese wird dann als septische Lockerung bezeichnet. Entsteht die Lockerung ohne eine Infektion, spricht man von einer aseptischen Lockerung.

Bei der septischen Lockerung verursachen Bakterien eine Entzündungsreaktion des Körpers. Diese Entzündungsreaktion soll dazu dienen, die Keime zu bekämpfen. Die dabei vom Körper eingesetzten Mechanismen führen zum Abbau von Knochen in der Umgebung der infizierten Prothese. Dadurch wird die Verankerung der Prothese im Knochen geschwächt und sie wird locker.

Die aseptische Lockerung wird meist durch Abrieb der Kunststoff-Lauffläche verursacht. Für den Organismus stellen diese Partikel einen Fremdkörper dar. Bei dem Versuch, diese aufzunehmen, entsteht wie bei der septischen Lockerung eine Entzündungsreaktion, die im Abbau von Knochen in der Umgebung der Prothese mündet.

Wie macht sich eine Prothesenlockerung bemerkbar und wie wird sie behandelt?

Die Lockerung einer Knieprothese führt zu Schmerzen im Bereich des Kniegelenks, vor allem bei Belastung. Möglich sind auch ein Instabilitätsgefühl und eine Bewegungseinschränkung des Kniegelenks. Insbesondere bei der septischen Lockerung treten Schmerzen auch in Ruhe auf. Zu den Symptomen einer septischen Lockerung zählen zudem eine Rötung, Schwellung und Überwärmung (**siehe Infektion, Seite 58**). War ein Patient mit einer Knieprothese bereits beschwerdefrei, bevor diese Symptome auftreten, kann dies ein Hinweis auf eine Lockerung sein.

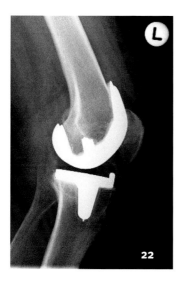

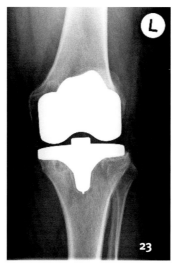

Abbildung 22 und Abbildung 23: Röntgenbilder mit Originalstellung der Prothese, seitlich (a) und von vorne (b).

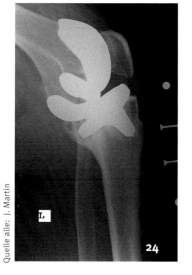

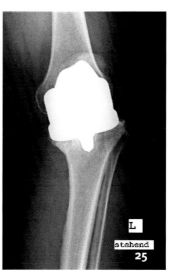

Abbildung 24 und Abbildung 25: Röntgenbilder mit veränderter Stellung der Prothese, beweisend für eine Lockerung, seitlich (a) und von vorne (b).

Besteht durch die vom Patienten geschilderten Beschwerden der Verdacht auf eine Lockerung, kann diese in eindeutigen Fällen anhand von Röntgenaufnahmen erkannt werden. Hierbei ist es unerlässlich, die aktuellen Röntgenaufnahmen mit Voraufnahmen zu vergleichen, um eine Veränderung der Knochenstrukturen um die Prothese herum oder eine Lageveränderung der Prothese zu erkennen. In manchen Fällen sind jedoch weitere Untersuchungen notwendig, um eine Lockerung nachzuweisen (**Abbildung 22–25**).

Eine septische Lockerung sollte in jedem Fall durch eine Punktion des Kniegelenks mit Untersuchung der dabei gewonnenen Gelenkflüssigkeit auf Bakterien und eine Blutentnahme ausgeschlossen oder bestätigt werden. In unklaren Fällen sollte zusätzlich durch eine Operation Gewebe entnommen werden, was dann ebenfalls auf Bakterien untersucht wird. Bei der aseptischen Lockerung besteht die Behandlung in einem einzeitigen Prothesenwechsel. Hierbei wird die Prothese in einer Operation gegen eine neue ausgetauscht. Bei der septischen Lockerung kann bei bekannten Keimen einzeitig gewechselt werden. Meist erfolgt aber ein zweizeitiger Wechsel, wie auf Seite 61 beschrieben.

Bandlockerung und Instabilität

Abbildung 26: Bandlockerung und Instabilität; rechts im Bild ist der Abstand zwischen Ober- und Unterschenkelteil der Prothese größer als links.

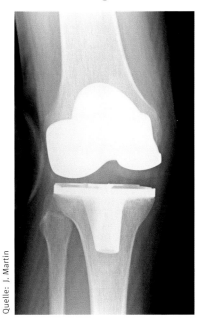

Quelle: J. Martin

Beim ersten Einsetzen eines Kunstgelenks im Knie wird am häufigsten ein Oberflächenersatz verwendet. Bei diesen Modellen besteht zwischen Ober- und Unterschenkelteil der Prothese keine Achsverbindung. Die Gelenkstabilität wird dabei durch die körpereigenen Bandstrukturen an der Innen- und Außenseite des Kniegelenks erreicht. Bei der Operation wird die Dicke der Kunststoff-Lauffläche zwischen diesen beiden Komponenten so gewählt, dass diese Bänder gespannt sind und ein stabiles Gelenkgefühl entsteht.

Im Lauf der Zeit können die körpereigenen Seitenbänder locker werden. Das Kniegelenk wird dadurch instabil, d.h., es knickt zur Seite oder nach vorne weg. Hat der Patient hierbei ein Instabilitätsgefühl, also das Gefühl, über das Kniegelenk keine Kontrolle zu haben, ist dies behandlungsbedürftig. Schmerzen können ein weiteres Symptom der Bandlockerung und Instabilität sein (**Abbildung 26**).

Zur Behandlung wird bei einer Operation die Kunststoff-Lauffläche gegen eine dickere ausgetauscht. Sollte diese Maßnahme nicht ausreichen, ist ein Prothesenwechsel erforderlich. Hierbei wird ein Prothesenmodell eingesetzt, das durch sein Design die Funktion der körpereigenen Bänder ersetzen kann.

Wird die Kunststoff-Lauffläche durch Abrieb dünner, kann auch eine Instabilität resultieren (**siehe Inlayabrieb, Seite 64**).

Implantatallergie

Metallallergien sind in der Allgemeinbevölkerung häufig, mit ca. 13% Betroffenen in Bezug auf Nickel und 2% auf Kobalt sowie 1% auf Chrom. Daher ist es theoretisch denkbar, dass eine Kniegelenkprothese zu einer allergischen Reaktion führen kann, da diese in der Regel aus Kobalt-Chrom-Nickel-Molybdän-Legierungen gefertigt sind. Durch die normale mechanische Beanspruchung werden an der Gelenkoberfläche Metallionen dieser Elemente freigesetzt und durch den Körper aufgenommen. Zusätzlich werden Verbindungen im Knochenzement, mit dem die Prothesen verankert werden, als mögliche Allergieauslöser angesehen. Als Folge der allergischen Reaktion werden Hautausschlag, Gelenkerguss, Rötung und Lockerung diskutiert. Ein wissenschaftlicher Nachweis dieses Zusammenhangs konnte bislang nicht erbracht werden. Mit anderen Worten: Ob eine durch einen Hauttest nachgewiesene Allergie auf diese Metalle und Verbindungen auch der tatsächliche Auslöser der Probleme mit dem Kunstgelenk ist, ist äußerst fraglich und nicht wissenschaftlich nachgewiesen.

Um diesem Problem vorzubeugen, kann bei Patienten, die von einer Allergie berichten oder bei denen eine Allergie per Hauttest nachgewiesen wird, vorsorglich eine Prothese mit einer Oberflächenbeschichtung z.B. aus Titan-Niob (**Abbildung 27**) oder Titan-Nitrid

Abbildung 27:
Mit Titan-Niob
beschichtete
Prothese.

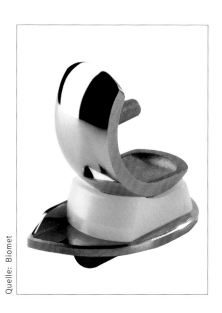

Quelle: Biomet

eingesetzt werden. Diese Beschichtung soll verhindern, dass allergieauslösende Metallionen aus der Prothese freigesetzt werden. Da es mit diesen Prothesenmodellen noch keine Langzeiterfahrungen gibt, kann zum jetzigen Zeitpunkt keine Aussage getroffen werden, ob die Beschichtung im Laufe der Zeit abplatzt oder ebenfalls abgerieben wird. Dann würden die allergieauslösenden Metallionen ebenfalls freigesetzt. Zusätzlich kann in diesem Fall ein erhöhter Abrieb der Kunststoff-Lauffläche entstehen, da die Oberfläche der Prothese durch das Abplatzen der Beschichtung rau wird und sich an der Oberfläche Stufen bilden. Als Folge des vermehrten Polyethylenabriebs kann sich die Prothese lockern (**siehe Seite 66**).

Bei einer nachgewiesenen Allergie auf chemische Verbindungen im Knochenzement kann auf eine zementfreie Verankerung der Knieprothese im Knochen ausgewichen werden. Diese lockern sich jedoch statistisch betrachtet früher als bei einer Verankerung mit Knochenzement.

Gutachterkommission und Schlichtungsstelle

Nicht immer ist der Patient mit dem Ergebnis einer Behandlung zufrieden, und er vermutet einen Behandlungsfehler. Im Gegensatz dazu ist der Operateur aber häufig davon überzeugt, dass die Empfehlung zum Einsetzen einer Gelenkprothese aufgrund der Bewertung der Beschwerden und Untersuchungen richtig war und die Operation selbst auch korrekt durchgeführt wurde. Für den Patienten ist es meist schwer verständlich, dass der Erfolg einer Behandlung nicht garantiert werden kann. Von ärztlicher Seite ist die korrekte Indikationsstellung für die Operation und die korrekt durchgeführte Operation selbst maßgeblich. Trotzdem kann es zu Komplikationen im Verlauf der Behandlung kommen, die nicht schuldhaft durch den behandelnden Arzt verursacht sind. Dies wird mit dem Begriff „schicksalhafter Verlauf" beschrieben. Bei einer ärztlichen Behandlung handelt es sich nicht um einen Werksvertrag, bei dem eine bestimmte Leistung garantiert wird, sondern um einen Behandlungsvertrag. Bei diesem wird die ordnungsgemäße Behandlung unter Beachtung der jeweils geltenden allgemein anerkannten fachlichen Standards durch den Arzt garantiert. Der behandelnde Arzt schuldet keinen Behandlungserfolg, also nicht die Heilung, sondern eine fachgerechte Durchführung der Operation.

Ist ein Patient mit dem Ergebnis der Behandlung nicht zufrieden, empfehlen wir als Erstes, den Operateur aufzusuchen, da sich Konflikte hierdurch bereits im persönlichen Gespräch lösen lassen. Nach erneuter Befragung und Untersuchung ergibt sich zur Verbesserung des Ergebnisses in manchen Fällen eine erneute Behandlungsmöglichkeit.

Sollten weiterhin Unstimmigkeiten bestehen, eignen sich die von den Landesärztekammern eingerichteten Gutachterkommissionen und Schlichtungsstellen. Dies sind weisungsunabhängige Gremien aus Ärzten und Juristen, die bei Meinungsverschiedenheiten zwischen

WebTipp

Die Broschüre „Gutachterkommissionen und Schlichtungsstellen bei den Ärztekammern – Ein Wegweiser" gibt einen Überblick über die Abläufe der außergerichtlichen Streitbeilegung vor den Gutachterkommissionen und Schlichtungsstellen

http://www.bundesaerztekammer.de/downloads/Wegweiser_
Gutachterkommissionen_082011.pdf

Arzt und Patient objektiv klären, ob die gesundheitliche Komplikation durch eine nicht korrekt durchgeführte Behandlung des Arztes verursacht wurde. Hierbei soll eine außergerichtliche Einigung zu erzielt werden. Die Gutachterkommissionen und Schlichtungsstellen treffen Feststellungen oder geben Empfehlungen. Das Verfahren vor den Gutachterkommissionen und Schlichtungsstellen ist kostenlos. In der Regel ist mit einer durchschnittlichen Bearbeitungsdauer von etwa zehn bis zwölf Monaten zu rechnen.

Jedes Jahr wenden sich mehr Patienten mit einem vermuteten Behandlungsfehler an die Schlichtungsstellen. So waren es im Jahr 2012 mit 12.232 Anträgen 1.125 mehr Eingaben als 2011. Bei 7.578 bearbeiteten Fällen lag bei 2.280 Fällen ein Behandlungsfehler vor. Von diesen führten 1.889 zu einem Gesundheitsschaden und damit zu einem Anspruch auf eine Entschädigung. Somit bestätigten sich 2012 trotz einer höheren Anzahl an vermuteten Behandlungsfehlern nicht mehr Verdachtsfälle als 2011. Insgesamt gesehen sind begründete Behandlungsfehler bei einer Anzahl von etwa 18 Millionen stationären und 540 Millionen vertragsärztlichen Behandlungsfällen selten.

Sollten Patient oder Arzt mit der getroffenen Entscheidung nicht einverstanden sein, kann der Rechtsweg beschritten, also vor Gericht geklagt werden.

9 Welche Kosten kommen auf mich zu?

Das Einsetzen eines künstlichen Kniegelenks ist eine Regelleistung der gesetzlichen und der privaten Krankenkassen. Alle regulären Kosten hierfür werden daher übernommen.

Das Krankenhaus bzw. die Einrichtung, in der der Patient behandelt wird, erhält für die gesamte Prozedur einen einheitlichen Geldbetrag. Dieser richtet sich nach der Diagnose, den Nebenerkrankungen und der durchgeführten Behandlung, in diesem Fall dem Einsetzen eines Kunstgelenks am Knie. Die Höhe des Geldbetrags wird jedes Jahr in „Musterkrankenhäusern" ermittelt und angepasst.

Technische Neuerungen, deren Nutzen für den Patienten nicht erwiesen sind, werden zunächst nicht zusätzlich vergütet, auch wenn dadurch Mehrkosten für die Einrichtung entstehen. Jedes Jahr kann beim Institut für das Entgeltsystem im Krankenhaus (InEK GmbH) beantragt werden, dass eine solche Leistung künftig bei der Vergütung berücksichtigt wird.

Insofern kann eine Zuzahlung durch den Patienten erforderlich sein, wenn er ein Verfahren angewendet haben will, das von der Einrichtung nicht als Krankenkassenleistung angeboten wird, da sich die Mehrkosten nicht in der Vergütung widerspiegeln.

Beispielhaft genannt sei hier die Herstellung patientenindividueller Schablonen für die Operation. Nach Durchführung einer Kernspin- oder Computertomografie von Hüft-, Knie- und Sprunggelenk werden anhand dieser Daten vor der Operation die Größe und exakte Position der zu implantierenden Prothese bestimmt. Nach Vorgabe des Operateurs werden dann spezielle Schablonen gefertigt, die nur bei diesem einen Patienten passen und die Position der Sägeschablonen und somit der Sägeschnitte für die Operation festlegen. In diesem Beispiel werden weder die Kernspin- oder Computertomografie vor der Operation noch die Herstellung der Schablonen von den Krankenkassen extra vergütet.

Wenn Sie gesetzlich versichert sind, müssen Sie für den stationären Aufenthalt im Krankenhaus einen Eigenanteil von 10 Euro pro Tag für maximal 28 Tage im Jahr entrichten. Sie haben Anspruch auf allgemeine Pflegeleistungen und sind im Mehrbettzimmer untergebracht. Sollte ein Ein- oder Zweibettzimmer gewünscht werden, ist in der Regel auch eine Zuzahlung erforderlich. Gleiches gilt, wenn eine Chefarztbehandlung gewünscht wird.

Die Leistungen der privaten Krankenversicherung wurden bei Vertragsabschluss festgelegt. Insofern sind die individuellen Leistungen zwischen Versicherung und Patient vertraglich geregelt. Werden Leistungen außerhalb der Vertragsinhalte gewünscht, kann auch hier eine Zuzahlung erforderlich sein.

Schließt sich an den Krankenhausaufenthalt eine ambulante Rehabilitationsmaßnahme an, werden die Arzt- und Behandlungskosten ebenfalls voll übernommen. Sollte eine ambulante Kur nicht ausreichen, kann eine stationäre Kur bewilligt werden. In diesem Fall übernimmt die gesetzliche Krankenkasse auch die Unterbringungs- und Verpflegungskosten. Für jeden Tag der gesamten Dauer ist eine Zuzahlung von 10 Euro fällig.

Zudem ist für Hilfsmittel, z.B. Unterarmgehstützen, eine Zuzahlung erforderlich. Diese liegt zwischen 5 und 10 Euro.

10 Welche Vergünstigungen und Versicherungsleistungen gibt es?

Nachteilsausgleich

Wenn eine Erkrankung zu einer Behinderung und dadurch zu Nachteilen führt, kann der betroffene Patient einen Nachteilsausgleich erhalten. Rechtsgrundlage ist das Bundesversorgungsgesetz (BVG). Hier spricht man vom Grad der Schädigung (GdS), der nur auf die Schädigungsfolge, also hier die Knieprothese bezogen ist. Im Gegensatz dazu bezeichnet der Grad der Behinderung (GdB) die Folgen aller Gesundheitsstörungen unabhängig von der Ursache. GdB und GdS werden nach den gleichen Grundsätzen bemessen und in 10er Graden von 20 bis maximal 100 angegeben.

Als Behinderung gilt eine länger als sechs Monate anhaltende Beeinträchtigung der körperlichen Funktion, der geistigen Fähigkeit oder der seelischen Gesundheit, die von dem für das Lebensalter typischen Zustand abweicht und daher die Teilhabe am Leben in der Gesellschaft beeinträchtigt ist (§ 2 Abs. 1 SGB IX). Bei der Einschätzung von GdB und GdS werden die Funktionsbeeinträchtigungen auf alle Lebensbereiche und deren körperlichen, geistigen, seelischen und sozialen Auswirkungen berücksichtigt.

Ein entsprechender Antrag muss beim Versorgungsamt gestellt werden. Dieses richtet sich bei der Einschätzung der Höhe des GdS und GdB nach den „Versorgungsmedizinischen Grundsätzen", die in der vom Bundesministerium für Arbeit und Soziales erlassenen Versorgungsmedizinverordnung enthalten sind. Die „Versorgungsmedizinischen Grundsätze" stellen einen Orientierungsrahmen dar und werden ständig aktualisiert. Bei der Einschätzung des GdB und GdS ist jeweils der konkrete Einzelfall zu berücksichtigen.

Bei Knieprothesen ist der GdS abhängig von der verbliebenen Bewegungseinschränkung und Belastbarkeit. Die Mindest-GdS für eine einseitige Knieprothese beträgt 30, für den Kniegelenkersatz beider Beine 50. Eine Schwerbehinderung liegt ab einem GdS von 50 vor und wird daher mit dem Kniegelenkersatz beider Beine erreicht.

WebTipp

Zusätzliche Informationen zum GdB-abhängigen Nachteilsausgleich finden Sie unter
http://www.betanet.de/download/tab3-gdb-nachteilsausgl4.pdf

Näheres zum Thema Versorgungsmedizinische Grundsätze finden Sie unter
http://www.gesetze-im-internet.de/normengrafiken/bgbl1_2008_ab/j2412_0010.pdf

http://www.gesetze-im-internet.de/versmedv/BJNR241200008.html oder http://vmg.vsbinfo.de/

Bei guter Funktion der Knieprothese werden die Kennzeichen „G" (erheblich gehbehindert) und „aG" (außergewöhnlich gehbehindert) nicht erreicht.

Erwerbsminderungsrente und Teilerwerbsminderungssrente

Teilerwerbsgemindert sind Personen, die aufgrund einer Gesundheitsstörung nicht mindestens sechs Stunden täglich erwerbstätig sein können. Wer nicht mindestens drei Stunden täglich arbeiten kann, ist voll erwerbsgemindert. Als Maßstab gelten die üblichen Bedingungen des allgemeinen Arbeitsmarktes. Es spielt demnach bei der Feststellung keine Rolle, welcher Beruf zuletzt ausgeübt oder erlernt wurde. Grundsätzlich kommen alle Tätigkeiten als Arbeitsmöglichkeit in Betracht, selbst wenn kein Arbeitsplatz zu finden ist.

Der Kniegelenkersatz durch ein Kunstgelenk führt in der Regel zu keiner Erwerbsminderung, da meist keine zeitliche Beschränkung der täglichen Arbeitszeit begründbar ist. Auch bei schlechter Gelenkfunktion ist eine vollschichtige sitzende Tätigkeit im Allgemeinen noch möglich.

Gesetzliche Unfallversicherung

Arbeitsunfälle und Berufskrankheiten sind durch die gesetzliche Unfallversicherung abgesichert. Träger der gesetzlichen Unfallversicherungen sind die Berufsgenossenschaften. Die Beiträge werden allein durch die Unternehmer aufgebracht. Jeder Unternehmer ist Pflichtmitglied in der für seinen Gewerbezweig errichteten Berufsgenossenschaft. Führt ein Arbeitsunfall zu einem Gesundheitsschaden, so übernimmt die Berufsgenossenschaft die Kosten für die Heilbehandlung. Verbleibt nach Abschluss der Behandlung ein Gesundheitsschaden, besteht ab einer Minderung der Erwerbfähigkeit (MdE) von 20% Anspruch auf Rente. Bei Festsetzung der MdE wird der Umfang der verminderten Arbeitsmöglichkeiten auf dem gesamten Gebiet des Erwerbslebens, der sich aus der Beeinträchtigung des körperlichen Leistungsfähigkeit aufgrund eines Arbeitsunfalls ergibt, eingeschätzt (§ 56 Abs. 2, Satz 1 SGB VII). Ergibt sich im Verlauf eine wesentliche Änderung des unfallbedingten Gesundheitsschadens, wird die MdE überprüft und entsprechend korrigiert.

Wird als Folge eines Arbeitsunfalls eine Knieprothese eingesetzt, so führt dies bei einer regelrechten Funktion des Kunstgelenks zu einer MdE von 20%. Eine gelockerte Knieprothese wird mit einer MdE von 40–60% bewertet. Ist die Knieprothese infiziert, resultiert eine MdE von 60–80%. Diese Angaben stellen Richtwerte dar. Im Einzelfall sind die Beeinträchtigung der Funktion und ihre Auswirkungen auf die Teilhabe am Arbeitsmarkt für die Einschätzung der MdE entscheidend.

Private Unfallversicherung

Die Absicherung durch eine private Unfallversicherung geschieht freiwillig. Hierbei wird ein Vertrag mit der Versicherung abgeschlossen, in dem die Leistungen, die vereinbart wurden, festgeschrieben sind. Diese sind im Versicherungsvertrag festgehalten. Versichert sind alle Unfälle des täglichen Lebens. Der Versicherungsfall tritt ein, wenn durch einen Unfall eine dauernde Beeinträchtigung der körperlichen oder geistigen Leistungsfähigkeit, die Invalidität, entsteht. Diese Invalidität muss innerhalb eines Jahres nach dem Unfall eingetreten sowie spätestens vor Ablauf von drei weiteren Monaten ärztlich festgestellt und bei der Versicherung geltend gemacht worden sein. Spätestens drei Jahre nach dem auslösenden Unfall muss der Dauerschaden abschließend reguliert sein. Die Höhe der Leistung der Versicherung richtet sich nach dem Grad der Invalidität. Bewertet wird diese nach der Gliedertaxe. Bei Verlust eines Beines über der Mitte des Oberschenkels beträgt die Invalidität 70% (Beinwert). Wird in der Folge eines Unfalls eine Knieprothese eingesetzt, so wird diese Invalidität mit 2/5 Beinwert bewertet.

11 Ausblick

Die Weiterentwicklung beim Kniegelenkersatz ist noch immer in vollem Gange. Seit einigen Jahren setzen sich immer weichteilschonendere Operationsverfahren durch, sodass die Erholungszeit nach Kniegelenkersatz zunehmend beschleunigt wird.

Viele Kniegelenkprothesenhersteller arbeiten an weiter optimierten Implantaten und Operationstechniken, um den Anteil der zufriedenen Patienten nach einer Kniegelenkersatzoperation weiter zu erhöhen. Folgende Punkte stehen im Fokus der Forschung:

In den vergangenen Jahren hat sich gezeigt, dass ein möglichst vollständiger Erhalt der im Kniegelenk vorhandenen Bandstrukturen möglicherweise zu noch besseren Ergebnissen in der Knieendoprothetik führt. Insbesondere das „Gefühl" mit dem neuen Kniegelenk soll dadurch deutlich verbessert werden. Ebenso soll die Möglichkeit, mit dem neuen Gelenk zu knien sowie das Knie in einem möglichst normalen Umfang zu beugen, weiter verbessert werden. Hierbei hilft zum Einen der immer größer werdende Erfahrungsschatz mit dem Teilgelenkersatz, bei dem die Bandstrukturen vollständig erhalten bleiben. Bis zu 95% der auf diese Weise operierten Patienten sind mit ihrem Knie zufrieden, und fast 50 % der Patienten können ein Jahr nach der Operation nicht mehr sagen, an welchem Knie sie operiert wurden. Dieses gute Gefühl, das die Patienten über den Teilgelenkersatz berichten, soll durch den Erhalt der Bandstrukturen auch in der Totalendoprothetik zu verbesserten Ergebnissen führen. Hierbei werden zum Einen Knieendoprothesen entwickelt, bei denen die eigenen Kreuzbänder des Patienten erhalten bleiben können, und zum Anderen Modelle, in denen die Kreuzbandfunktion besser integriert ist und somit ein normalerer Bewegungsablauf gewährleistet werden kann.

Auch sind in der Zukunft Verbesserungen des gesamten Behandlungsablaufs zu erwarten. So setzen sich zunehmend recht flächendeckend Programme durch, die eine schnelle Genesung der Patienten fördern. Häufig kann hierdurch bei der Operation auf Drainagen verzichtet werden, wodurch das teils als schmerzhaft erlebte Entfernen der Drainagen entfällt und – wie auch durch weitere Maßnahmen vor und während der Operation – der Blutverlust deutlich eingeschränkt wird. Dadurch sind die Patienten nach der Operation wesentlich schneller wieder mobil. Hierbei hilft auch der Einsatz lokaler Betäubungsmittel, die direkt während oder nach der Operation in das Kniegelenk eingebracht werden, um die Schmerzen rund um die Operation noch geringer zu halten und damit noch schneller ein gutes Ergebnis zu fördern.

Insgesamt hat der Kniegelenkersatz heutzutage bereits einen sehr hohen Standard erreicht und wird in den nächsten zehn bis 20 Jahren durch vielfältige Verbesserungen der Maßnahmen rund um die Operation, durch das Implantat selbst und durch die Operationstechniken noch weiter verbessert werden können.

Fachbegriffe

achsgeführte Totoalendoprothese: Das Kunstgelenk ersetzt durch seine Konstruktion die gesamte körpereigene Bandfunktion des Kniegelenks.

Arthrofibrose: Massive Narbenbildung im Kunstgelenk bei der Heilung mit schmerzhafter Bewegungseinschränkung.

Arthrose: Chronische, schmerzhafte, zunehmend beeinträchtigende Gelenkerkrankung durch einen Gelenkverschleiß, der das altersübliche Maß übersteigt. Häufig vereinfacht als „Knorpelabnutzung" bezeichnet.

aseptische Lockerung: Lockerung des Kunstgelenks im Knochen, ohne dass eine Infektion vorliegt. (→ Septische Lockerung)

Bakerzyste: Prallelastische Schwellung in der Kniekehle, die sich bei einem Kniegelenkerguss bilden kann, da die Kniegelenkkapsel in der Kniekehle den geringsten Widerstand bietet.

Beinwert: In der privaten Unfallversicherung werden die Invaliditätsgrade durch unfallbedingte Gesundheitsschäden durch die → Gliedertaxe eingeschätzt. Dabei wird der Funktionslosigkeit bzw. dem Verlust eines Körperteils ein Prozentsatz zugeordnet. So entspricht beispielsweise der Verlust eines Beines über der Mitte des Oberschenkels einem Invaliditätsgrad von 70%. Dies wird als Beinwert bezeichnet. Ist die Funktion des Körperteils nur teilweise eingeschränkt, wird ein entsprechender Anteil des Prozentsatzes als Invaliditätsgrad angenommen. So bedeutet die Bewertung von 1/5 Beinwert, dass das Bein um 2/5 gegenüber dem gesunden Bein eingeschränkt ist. Bei einem Beinwert von 70% ergibt sich damit ein Invaliditätsgrad von 2/5 x 70% = 28%.

bicondylärer Oberflächenersatz: Die Oberflächen beider Gelenkrollen des Oberschenkels werden durch das Kunstgelenk „überkront".

Biofilm: Besiedeln Bakterien ein Kunstgelenk, so bilden sie auf der Operfläche der Prothese eine Schleimschicht. In dieser können sich die Bakterien der körpereigenen Abwehr entziehen und Antibiotika können nicht oder nur eingeschränkt wirken. Diese Schleimschicht wird Biofilm genannt.

Cell-Saver: ein Gerät, das bei und nach der Operation aufgefangenes Blut wiederaufbereitet. Das so aufbereitete Blut kann dem Patienten als eine Art Eigenblutspende wieder in den Blutkreislauf zurückgegeben werden.

Condylus: Gelenkrolle des Oberschenkels.

Elektrotherapie: Behandlung mit hochfrequenten Strömen, die in tieferen Gewebeschichten Wärme erzeugen.

einzeitiger Prothesenwechsel: Das Kunstgelenk wird bei der Operation entfernt und im Rahmen dieser sofort ein neues eingesetzt. (→ zweizeitiger Prothesenwechsel)

endogene Infektion: Die Infektion entsteht hierbei aus dem eigenen Körper heraus. (→ exogene Infektion)

Epiphyseolysis capitis femoris: Erkrankung bei Kindern in der Pubertät. Hierbei löst sich der Hüftkopf in der Wachstumsfuge vom Schenkelhals und verkippt oder gleitet ab.

exogene Infektion: Die Infektion entsteht hierbei durch Bakterien, die von außen über die Wunde in den Körper gelangen. (→ endogene Infektion)

Femur: Oberschenkelknochen

Fibula: Wadenbein

Frühinfekt: ein Infekt, der innerhalb der ersten 4–6 Wochen nach der Operation auftritt. (→ Spätinfekt)

Gliedertaxe: In der privaten Unfallversicherung werden die Invaliditätsgrade durch unfallbedingte Gesundheitsschäden durch die Gliedertaxe eingeschätzt. Dabei wird der Funktionslosigkeit bzw. dem Verlust eines Körperteils ein Prozentsatz zugeordnet. Ist die Funktion des Körperteils nur teilweise eingeschränkt, wird ein entsprechender Anteil des Prozentsatzes als Invalidität angenommen.

Goldstandard: der zurzeit maßgebliche Standard in der Behandlung einer Krankheit, an dem sich andere Verfahren messen lassen müssen.

Hüftkopfnekrose: eine Erkrankung, bei der Knochen des gelenkbildenden Hüftkopfes infolge einer Durchblutungsstörung abstirbt. Dabei kann es zum Einbruch des Knochens kommen und damit eine schmerzhafte Gelenkzerstörung entstehen.

Hybridsystem: Ein Teil des Kunstgelenks wird mit Knochenzement, der andere Teil wird zementfrei verankert.

Inlay: die zwischen Ober- und Unterschenkelteil der Prothese als Gleitfläche zwischengelagerte Kunststoffscheibe aus → Polyethylen.

Kryotherapie: Kältetherapie

lateral: außenseitig

Low-Grade-Infekt: Mit Low-Grade-Infekt wird eine vor sich hin schwelende Infektion bezeichnet, die oft nur wenig ausgeprägte Entzündungssymptome wie Rötung, Schwellung, Überwärmung und Schmerzen zeigt. Auch die Entzündungswerte im Blut sind meist nicht oder nur gering erhöht und in der Gelenkflüssigkeit lassen sich selten Bakterien nachweisen.

Minderung der Erwerbsfähigkeit: Entsteht durch einen Arbeitsunfall ein bleibender Gesundheitsschaden, wird der Umfang der verminderten Arbeitsmöglichkeiten auf dem gesamten Gebiet des Erwerbslebens, der sich aus der Beeinträchtigung der körperlichen Leistungsfähigkeit ergibt, eingeschätzt. Der hierbei eingeschätzte Prozentsatz wird als Minderung der Erwerbsfähigkeit (MdE) bezeichnet.

medial: innenseitig

Meniskus: elastische, faserartige, halbmondförmige Zwischenscheibe, die sich im Kniegelenk als Außen- und Innenmeniskus zwischen den gelenkbildenden Strukturen des Ober- und Unterschenkels befindet. Die Menisken wirken als Stoßdämpfer, verteilen die auf den Gelenkknorpel wirkende Last, stabilisieren das Gelenk durch Verbesserung der Passform und senden wichtige Signale zur Gelenkstellung an das Gehirn.

modulare Prothese: Wird individuell entsprechend der situationsbezogenen Bedürfnisse des Patienten bei der Operation aus vorgefertigten Einzelteilen zusammengesetzt.

Morbus Ahlbäck: umschriebene Schädigung des Knochens und des Knorpels, am häufigsten an der inneren Gelenkrolle des Oberschenkels. Die Ursache ist meist unbekannt. Als Risikofaktoren gelten unter anderem eine Cortisonbehandlung und häufiger Alkoholgenuss.

Morbus Perthes: eine Erkrankung im Kindesalter, bei der es zum Absterben von Knochen im Hüftkopf kommt. (→ Hüftkopfnekrose)

Nachteilsausgleich: Wenn eine Erkrankung zu einer Behinderung und dadurch zu Nachteilen führt, kann der betroffene Patient einen Nachteilsausgleich erhalten. Hierzu muss der Grad der Behinderung (GdB) bzw. Grad der Schädigung (GdS) eingeschätzt werden.

Narkosemobilisation: Durchbewegen des Kniegelenks in Narkose mit dem Ziel, Narbengewebe im Kniegelenk, das die Bewegung verhindert, zu lösen

Oberflächenersatz: ein Kunstgelenk, das die Gelenkflächen „überkront"

Osteophyten: überschießende knöcherne Randkantenanbauten an den gelenkbildenden Knochen als Zeichen der fortgeschrittenen → Arthrose.

Patella: Kniescheibe

Physiotherapie: Krankengymnastik

Polyethylen: Kunststoff, aus dem die Laufflächen zwischen Ober- und Unterschenkelteil der Prothese, dem → Inlay, besteht.

Revision: Wiederholung einer Operation. Im Zusammenhang mit eingesetzten Knieprothesen versteht man hierunter auch die Wechseloperationen, also den Austausch einer Prothese z.B. bei einer Lockerung, Abnutzung oder einem Infekt.

Rosenberg-Aufnahme: spezielle Röntgenaufnahme des Kniegelenks, auf der eine → laterale → Arthrose besser zu erkennen ist als auf den Röntgenaufnahmen, die als Standard angefertigt werden.

Schlichtungsstelle: von den Landesärztekammern eingerichtete weisungsunabhängige Gremien aus Ärzten und Juristen, die bei Meinungsverschiedenheiten zwischen Arzt und Patient objektiv klären, ob die gesundheitliche Komplikation durch eine nicht korrekt durchgeführte Behandlung des Arztes verursacht wurde.

Septische Lockerung: Lockerung des Kunstgelenks im Knochen, die durch eine Infektion verursacht wird. (→ Aseptische Lockerung)

Serom: Mit Serom wird die Ansammlung von „Wundwasser" im Bereich von Operationswunden bezeichnet. Bei verzögert heilenden Wunden fließt dieses manchmal über die Wunde nach außen ab. Das verzögert zum einen wiederum die Wundheilung und ist eine mögliche Eintrittspforte für Bakterien.

Spätinfekt: Tritt eine Infektion später als 4–6 Wochen nach der Operation auf, spricht man von Spätinfekt. (→ Frühinfekt)

teilgekoppelte Totalendoprothese: Das Kunstgelenk ersetzt durch seine Konstruktion einen Teil der körpereigenen Bandfunktion des Kniegelenks.

Teilprothese: Ein Kunstgelenk, das nur die Innen- oder Außenseite des Kniegelenks ersetzt.

Thermotherapie: Wärmetherapie

Thrombose: Erkrankung, bei der sich ein Blutgerinnsel in einem Blutgefäß bildet.

Thromboseprophylaxe: Maßnahmen, die das Risiko der Entstehung einer → Thrombose vermindern.

Tibia: Schienbein

Totalendoprothese: ein Kunstgelenk, das das gesamte Kniegelenk ersetzt.

ungekoppelte Totalendoprothese: ein Kunstgelenk, das zwischen Ober- und Unterschenkelteil keine eigene gelenkige Verbindung hat. Das Kniegelenk stabilisiert sich weiterhin durch die körpereigenen Bandstrukturen.

unicondylärer Schlitten: ein Kunstgelenk, das nur die Innen- oder Außenseite des Kniegelenks ersetzt. Es wird wie ein Schlitten auf eine der beiden Gelenkrollen des Oberschenkels aufgesetzt.

zweizeitiger Prothesenwechsel: Das Kunstgelenk wird bei der Operation entfernt. Bei einer zweiten Operation wird zu einem späteren Zeitpunkt ein neues eingesetzt. (→ einzeitiger Prothesenwechsel)

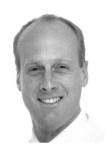

Prof. Dr. med. Peter Aldinger ist Facharzt für Orthopädie und Unfallchirurgie sowie spezielle Orthopädische Chirurgie. Seit 2010 leitet er als Ärztlicher Direktor die Orthopädische Klinik Paulinenhilfe im Diakonie-Klinikum Stuttgart, die älteste noch bestehende orthopädische Klinik der Welt. Prof. Aldinger ist spezialisiert auf den Gelenkersatz von Hüfte und Knie sowie auf Austauschoperationen von künstlichen Gelenken. Er ist Ausbilder und gefragter Referent auf vielen internationalen Kongressen und Kursen.

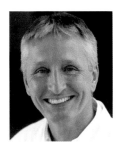

Prof. Dr. med. Michael Clarius ist Ärztlicher Direktor der Vulpius Klinik Bad Rappenau und wissenschaftlich international anerkannter Spezialist für die Knie- und Hüftendoprothetik. Er promovierte und habilitierte zu Themen des künstlichen Gelenkersatzes und ist Autor zahlreicher Fachbücher und wissenschaftlicher Publikationen. Er leitet nationale und internationale Operationskurse zur Hüft- und Knieendoprothetik und ist Lehrbeauftragter für das Fach Orthopädie und Unfallchirurgie der Universität Heidelberg.

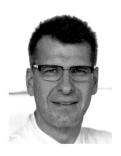

Dr. med. Joachim Herre ist Facharzt für Chirurgie und Orthopädie. Seit 2010 ist er Leitender Oberarzt in der Orthopädischen Klinik Paulinenhilfe im Diakonie-Klinikum Stuttgart. In den letzten 15 Jahren hat er sich umfassend auf primäre Knie- und Hüftendoprothetik und alle Wechseloperationen von Knie- und Hüftprothesen spezialisiert. Dr. Herre ist Mitglied der Arbeitsgemeinschaft Endoprothetik, der Deutschen Gesellschaft für Orthopädische Chirurgie sowie der Vereinigung Süddeutscher Orthopäden und Unfallchirurgen.

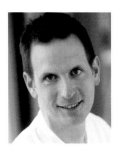

Dr. med. Jürgen Martin ist Facharzt für Chirurgie und Spezielle Unfallchirurgie. Er ist seit Juli 2008 Oberarzt und seit März 2013 leitender Oberarzt der Vulpius Klinik GmbH in Bad Rappenau. Er hat sich insbesondere auf die Knieendoprothetik und die Revisionen von Knieprothesen spezialisiert. Er ist Instruktor für das Knierevisionssystem Vanguard 360 der Fa. Biomet und Mitglied der Deutschen Kniegesellschaft.